K. BAUER J. ENNKER **HERZSCHRITTMACHER
und DEFIBRILLATOREN**
Ein Patientenratgeber

Operationen am Herzen

Kerstin Bauer   Jürgen Ennker

HERZSCHRITTMACHER und DEFIBRILLATOREN

EIN PATIENTENRATGEBER

Mit 31 Abbildungen

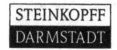

STEINKOPFF
DARMSTADT

Dr. med. Kerstin Bauer
Priv.-Doz. Dr. med. Jürgen Ennker
Herzzentrum Lahr/Baden
77933 Lahr

ISBN 3-7985-1478-X Steinkopff Verlag Darmstadt

Bibliografische Information der Deutschen Bibliothek
Die Deutsche Bibliothek verzeichnet diese Publikation in der Deutschen
Nationalbibliografie; detaillierte bibliografische Daten sind im Internet über
<http://dnb.ddb.de> abrufbar.

Dieses Werk ist urheberrechtlich geschützt. Die dadurch begründeten Rechte,
insbesondere die der Übersetzung, des Nachdrucks, des Vortrags, der Entnahme
von Abbildungen und Tabellen, der Funksendung, der Mikroverfilmung oder der
Vervielfältigung auf anderen Wegen und der Speicherung in Datenverarbeitungs-
anlagen, bleiben, auch bei nur auszugsweiser Verwertung, vorbehalten. Eine Vervielfältigung dieses Werkes oder von Teilen dieses Werkes ist auch im Einzelfall
nur in den Grenzen der gesetzlichen Bestimmungen des Urheberrechtsgesetzes
der Bundesrepublik Deutschland vom 9. September 1965 in der jeweils geltenden
Fassung zulässig. Sie ist grundsätzlich vergütungspflichtig. Zuwiderhandlungen
unterliegen den Strafbestimmungen des Urheberrechtsgesetzes.

Steinkopff Verlag Darmstadt
Unternehmen von Springer Science+Business Media

www.steinkopff.springer.de

© Steinkopff Verlag Darmstadt 2005

Die Wiedergabe von Gebrauchsnamen, Handelsnamen, Warenbezeichnungen
usw. in diesem Werk berechtigt auch ohne besondere Kennzeichnung nicht zu
der Annahme, daß solche Namen im Sinne der Warenzeichen- und Marken-
schutz-Gesetzgebung als frei zu betrachten wären und daher von jedermann benutzt werden dürften.

Produkthaftung: Für Angaben über Dosierungsanweisungen und Applikationsfor-
men kann vom Verlag keine Gewähr übernommen werden. Derartige Angaben
müssen vom jeweiligen Anwender im Einzelfall anhand anderer Literaturstellen
auf ihre Richtigkeit überprüft werden.

Redaktion: S. Ibkendanz   Herstellung: K. Schwind
Zeichnungen: Atelier Kühn, Heidelberg und G. u. O. Hippmann, Schwarzenbruck
Umschlaggestaltung: Erich Kirchner, Heidelberg
Satz: K+V Fotosatz GmbH, Beerfelden

SPIN 10948729   85/7231-5 4 3 2 1 0 – Gedruckt auf säurefreiem Papier

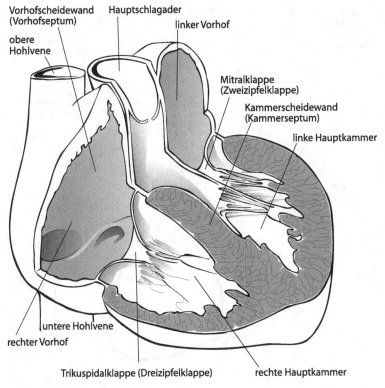

Abb. 3. Aufbau des Herzens

Die Herzscheidewände teilen das Herz in eine rechte und eine linke Herzhälfte. Jede Herzhälfte besitzt zwei Kammern: einen Vorhof (Vorkammer oder *Atrium*) und eine Hauptkammer (*Ventrikel*). Die Vorhöfe dienen als Sammelstelle für Blut, das aus dem Körper zurück zum Herzen kommt (Abb. 3). Von dort aus gelangt das Blut in die Hauptkammern, die Hauptpumpen des Herzens. Das Herz ist somit die Pumpstation unseres Kreislaufs, der aus einem Netzwerk von Schlagadern (Arterien), Venen und Kapillaren aufgebaut ist. *Arterien* sind Blutgefäße, die vom Herzen wegführen; *Venen* sind Gefäße, die Blut zum Herzen zurückbringen. *Kapillaren* sind Endausläufer der Arterien, auf deren Ebene der Sauerstoff- und Nährstoffaustausch in die Organe und Gewebe stattfindet.

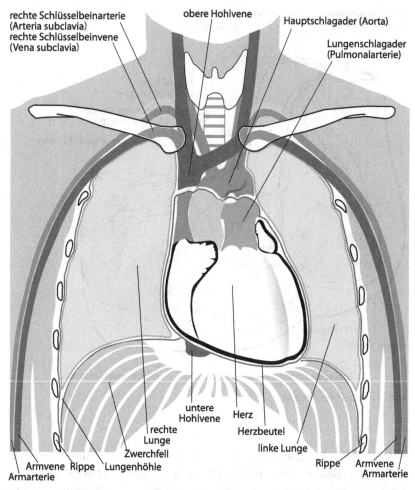

Abb. 2. Das Herz umgebende Strukturen

Wie ist unser Herz aufgebaut? Welche Funktion hat es?

Die durchschnittliche Herzgröße entspricht in etwa der Größe einer Faust. Das gesunde Herz wiegt bei einem Mann circa 300 g, bei einer Frau circa 260 g. Das Herz ist ein Hohlmuskel. Den Herzmuskel bezeichnet man als *Myokard*, dabei steht „*myo*" für die Muskulatur und „*kard*" für das Herz.

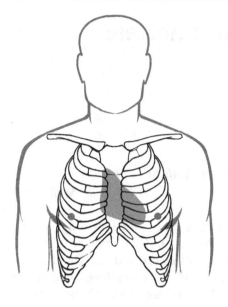

Abb. 1. Lage des Herzens
im Brustkorb

Wo befindet sich unser Herz?

Das Herz liegt etwa in der Mitte des Brustkorbes. Man bezeichnet diesen Raum auch als *Mediastinum*. Stellt man sich das Herz vereinfacht als Dreieck vor, dann befinden sich zwei der drei Eckpunkte in der Mitte des Brustkorbes. Die dritte Ecke, die Herzspitze, ist nach links verlagert und endet auf Höhe der linken Brustwarze (Abb. 1).

Das Herz ist von einer dünnen Haut eingehüllt, dem Herzbeutel (*Perikard*). Zwischen dem Herzen und dieser Hülle befindet sich ein kleiner Flüssigkeitsraum, der ein reibungsloses Bewegen bei jedem Herzschlag ermöglicht. Des Weiteren ist das Herz von der rechten und linken Lunge sowie dem Brustkorb umgeben. Die vordere Begrenzung ist das Brustbein (*Sternum*), die untere das Zwerchfell und hinten grenzen die Luftröhre, die Speiseröhre sowie die großen Gefäße an (Abb. 2).

Zur Biologie des Herzens

„Der Zug des Herzens ist des Schicksals Stimme..."

Schiller, Tell

Das Herz nimmt unter den Organen eine Sonderstellung ein. Es ist nicht nur der Motor des Lebens, sondern manche glauben, dass es auch Zentrum der Seele, des Geistes und der Gefühle sei. Das Herz steht als Metapher für das Wesen eines Menschen sowie für das Leben selbst. Bereits im 3. Jahrtausend vor Christi Geburt finden sich Redensweisen, in denen das Wort Herz im übertragenen Sinn verwendet wurde.

Durch den Herzschlag werden wir ständig an das Vorhandensein des Herzens erinnert. So wissen wir, dass das Herz bei körperlicher Anstrengung, wie z. B. beim Treppensteigen oder auch bei psychischen Belastungen, mehr Arbeit leisten muss. Unser Bewusstsein wird dabei durch das „Herzklopfen" auf die zusätzliche Leistung des Herzens aufmerksam gemacht.

Auch biologisch gesehen spielt das Herz eine wesentliche Rolle, da es zum unmittelbaren Überleben wichtiger ist als die Leber oder andere Organe. Dies beruht auf der Tatsache, dass ein Herzstillstand von nur wenigen Sekunden schon zu unwiderruflichen Gehirnschädigungen führen kann.

Vorwort

Mit diesem Ratgeber zum Thema Herzschrittmacheroperationen stellen wir nun in unserer Ratgeberreihe „Operationen am Herzen" nach dem Thema Herzkranzgefäße (2000), Herzklappenchirurgie (2002) und Aortenchirurgie (2003) bereits den vierten Band vor.

Die Therapie von Herzrhythmusstörungen beschreibt in treffender Weise den enormen Fortschritt, den die neuzeitliche Medizin in den letzten Jahrzehnten genommen hat.

1958 konnte dem Patienten Arne Larson in Schweden der erste vollimplantierbare Schrittmacher eingepflanzt werden. Dieser war in Epoxidharz eingegossen. Als Energiequelle diente ein Nickel-Cadmium-Akkumulator, der immer wieder von außen aufgeladen werden musste. Der Patient Arne Larson konnte durch die Schrittmachertechnologie weiterleben und verstarb erst im Januar 2002 im Alter von 86 Jahren. 1961 erfolgte die erste erfolgreiche Implantation eines ersten Herzschrittmachers in Deutschland und seither ging die weitere Entwicklung in raschen Schritten voran. Bis heute wurden Gewicht und Größe der Geräte immer weiter reduziert, wobei die Schrittmacherfunktionen aber immer ausgefeilter wurden. Zugleich verlängerte sich die Lebensdauer der Batterien und damit der Schrittmacher dramatisch.

Analog den Fortschritten der Schrittmachertechnologie entwickelten sich auch die vollständig implantierbaren Kardioverter-Defibrillatoren im Laufe der Zeit immer weiter. Bereits 1956 wurde bei einem Patienten eine lebensgefährliche Herzrhythmusstörung, das Kammerflimmern, durch einen Stromschlag von außen beendet und dem Patienten dadurch das Leben gerettet. Die Anwendung der vollständig implantierbaren Kardioverter-Defibrillatoren begann Mitte der 80iger Jahre.

Die Implantation von Herzschrittmachern gehört heutzutage in den Industrieländern zu den am häufigsten durchgeführten operativen Eingriffen. Millionen von Patienten profitieren von dieser segensreichen Technologie. Auch die Zahl der jährlich implantierten Kardioverter-Defibrillatoren nimmt ständig zu. Die Erfolgsgeschichte der modernen Herzschrittmacher- und Kardioverter-Defibrillatoren eröffnet ein breites Feld von Therapiemöglichkeiten, das für alle Menschen, die einer solchen Therapie bedürfen, rechtzeitig genutzt werden sollte. Insofern ist es notwendig, das auf diesem Gebiet bestehende Behandlungsangebot richtig zu nutzen und nicht in Unkenntnis der möglichen Behandlungserfolge ein therapeutisches Vorgehen zu verzögern. Hier gilt es Abhilfe zu schaffen durch verstärkte Aufklärung und Information über die Methoden der modernen Schrittmacher- und Kardioverter-Defibrillatoren-Therapie.

Das hier vorgelegte Buch gibt in gut verständlicher Sprache einen Überblick zu dem Thema Herzrhythmusstörungen sowie deren Therapiemöglichkeiten, zum Aufbau und zur Funktionsweise von Schrittmacher- und Kardioverter-Defibrillatoren-Systemen, einschließlich deren Implantation. Dieser Ratgeber hilft, den Betroffenen die Sorgen und Ängste vor einer Operation zu nehmen und gibt den Patienten gleichzeitig eine Hilfestellung, nach einer Schrittmacher- oder Kardioverter-Defibrillator-Implantation mit ihrer Erkrankung besser umzugehen.

Herzzentrum Lahr/Baden
im November 2004

Kerstin Bauer
Jürgen Ennker

Inhaltsverzeichnis

Das Herz hält die Blutzirkulation im Körper aufrecht, sodass die Organe und Gewebe ausreichend mit sauerstoff- und nährstoffreichem Blut versorgt werden. Dabei wird die Pumpleistung des Herzens den Stoffwechselbedürfnissen der Körpergewebe und -organe angepasst.

Der Fachbegriff für das Zusammenziehen (*Kontraktion*) des Herzen ist *Systole*, der für die Muskelerschlaffung *Diastole* (Abb. 4). Diese Begriffe haben Sie bestimmt schon im Zusammenhang mit der Blutdruckmessung gehört. Dabei wird immer ein oberer, der systolische, und ein unterer, der diastolische Wert angegeben. Diese Messwerte entsprechen dem Druck in den zentralen Körperarterien entsprechend der Kontraktion (Systole) und Erschlaffung (Diastole) des Herzens.

Welche Funktion haben die Herzklappen?

Damit das Blut effizient befördert wird, verfügt das Herz über vier Herzklappen. Die Herzklappen stellen ausgesprochen feine Strukturen dar, die jedoch eine sehr effektive Ventilfunktion haben. Sie bestehen aus Innenhaut (*Endokard*). Dies ist eine zarte Haut, die das Innere des Herzens auskleidet.

Die Herzklappen öffnen und schließen sich im Wechsel, sodass das Blut bei jeder Kompression des Systems nur in eine Richtung fließen kann. Die Herzklappen sind nach ihrem Aussehen benannt. So unterscheidet man zwischen *Segel-* und *Taschenklappen*. Auf jeder Herzseite wird der Vorhof durch eine Segelklappe von der Hauptkammer getrennt. Im linken Herzen bezeichnet man diese als *Mitralklappe* (*Zweizipfelklappe*) und im rechten Herzen als *Trikuspidalklappe* (*Dreizipfelklappe*). Am Übergang zwischen dem Ausflusstrakt der Hauptkammern und den großen Körperschlagadern befinden sich Taschenklappen. Bei der rechten handelt es sich um die *Pulmonalklappe* und bei der linken um die *Aortenklappe*. Wenn sich die Segelklappen öffnen, fließt das Blut aus den Vorhöfen in die Hauptkammern. Die Taschenklappen sind dabei geschlossen. Sie verhindern ein Zurückfließen des Blutes aus den großen Schlagadern in das Herz. Diese Erschlaf-

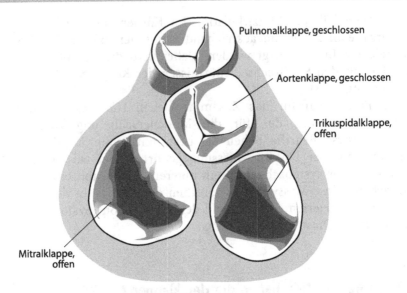

Abb. 4a. Diastole, Erschlaffungsphase des Herzens

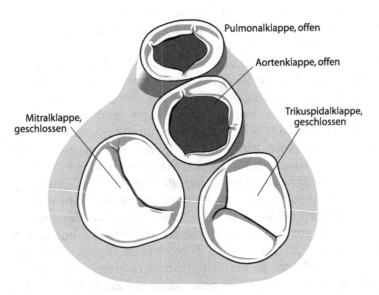

Abb. 4b. Systole, Kontraktionsphase des Herzens

fungsphase des Herzens bezeichnet man als *Diastole* (Abb. 4 a). Bei der Kontraktion der Hauptkammern (*Systole*) schließen sich die Segelklappen wieder und verhindern dadurch ein Rückfließen des Blutes in die Vorhöfe. Die Taschenklappen öffnen sich, das Blut wird in den Blutkreislauf ausgeworfen (Abb. 4 b).

Welche Reise macht das Blut durch das Herz und den Körper?

Vereinfacht lässt sich der menschliche Kreislauf in einen großen, den *Körperkreislauf*, und einen kleinen, den *Lungenkreislauf*, unterteilen. Für den großen Kreislauf ist das linke Herz verantwortlich (Abb. 5). Es pumpt das sauerstoffreiche Blut zu den Organen. Das Blut kommt sauerstoffarm sowie kohlendioxidreich wieder zum rechten Herzen zurück. Das rechte Herz, verantwortlich für den Lungenkreislauf, befördert das Blut in die Lunge. Dort wird Kohlendioxid abgegeben und Sauerstoff aufgenommen. Danach gelangt das Blut zum linken Herzen. Ein neuer Zyklus kann beginnen. Das Herz ist demnach eine Pumpstation, die den großen und den kleinen Kreislauf miteinander verbindet.

Starten wir mit unserer Reise in der linken Hauptkammer. Dort wird das mit Sauerstoff beladene Blut durch das Zusammenziehen (Kontraktion) der linken Hauptkammer in die Hauptschlagader, die *Aorta*, ausgeworfen. Dabei schließt sich die Mitralklappe, und die Aortenklappe öffnet sich.

Die linke Hauptkammer ist der Hauptmotor, denn sie muss das Blut durch den großen Kreislauf, den Körperkreislauf, pumpen. Der Druck, der dabei auf das Blut ausgeübt wird, überträgt sich wellenförmig auf das arterielle Gefäßsystem und entspricht dem Blutdruck, den wir mittels einer Druckmanschette messen können. Die linke Hauptkammer leistet mehr Arbeit als die rechte, die das Blut nur durch den kleinen Kreislauf, den Lungenkreislauf, befördern muss. So ist es nicht verwunderlich, dass die linke Hauptkammer wesentlich mehr Muskelmasse aufweist als die rechte.

Die Aorta kann als der Stamm eines Baumes angesehen werden, der sich in große und dann immer kleiner werdende Äste aufteilt,

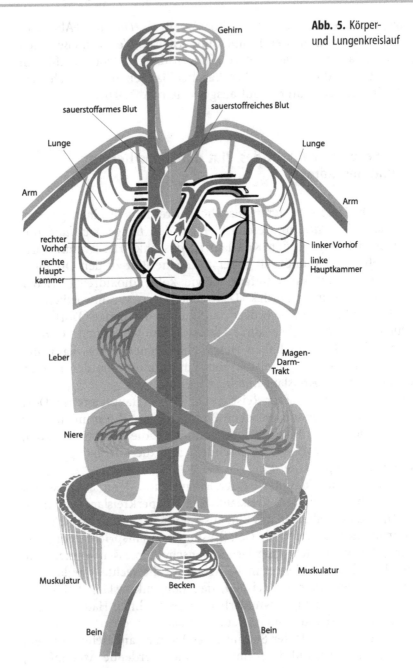

Abb. 5. Körper- und Lungenkreislauf

um die Organe und Gewebe mit Blut zu versorgen. Das sauerstoffreiche Blut in der Aorta gelangt auf diese Weise zu seinen Zielorganen, wo die Arterienzweige so klein werden, dass man sie nicht mehr mit dem bloßen Auge erkennen kann. Diese kleinsten Blutgefäße werden Kapillaren genannt. Die Kapillaren stehen mit dem Gewebe in direktem Kontakt. Hier findet die Abgabe des Sauerstoffs und der Nährstoffe aus dem Blut statt. Anschließend nimmt das Blut Kohlendioxid und Stoffwechselabfälle auf. Danach fließt das Blut über kleinste Venen, die sich in immer größer werdenden Venen sammeln, zurück zum Herzen. Kurz vor dem rechten Vorhof sind aus der Vereinigung der Venen zwei große Venen (*Hohlvenen*) entstanden, die direkt in den rechten Vorhof münden. Eine Hohlvene tritt von oben („*Vena cava superior*") und eine von unten („*Vena cava inferior*") in den rechten Vorhof ein. Der rechte Vorhof sammelt somit das sauerstoffarme Blut, das aus dem großen Kreislauf zurück zum Herzen fließt. Ist der Vorhof gefüllt, zieht er sich zusammen und presst das Blut durch die Trikuspidalklappe in die rechte Hauptkammer. Etwa eine fünftel Sekunde später kontrahiert der rechte Ventrikel und wirft das Blut in die große Lungenschlagader (*Pulmonalarterie*, „Pulmo" = Lunge) aus. Zu diesem Zeitpunkt schließt sich die Trikuspidalklappe, und die Pulmonalklappe öffnet sich. Das Blut nimmt jetzt seinen Weg über die Lungenarterien in die Lungenkapillaren, um dort Kohlendioxid abzugeben und Sauerstoff aufzunehmen. Anschließend fließt das Blut über die Lungenvenen zum linken Vorhof zurück. Wenn sich der linke Vorhof kontrahiert, öffnet sich die Mitralklappe, und die linke Hauptkammer wird gefüllt. Nun sind wir wieder am Ausgangspunkt unserer Reise.

So pumpt das gesunde Herz etwa 4–7 Liter Blut pro Minute durch den Körper eines Erwachsenen, was einer Pumpleistung der beiden Herzkammern von etwa 20 000 Liter Blut in 24 Stunden entspricht.

Zur Beurteilung der Leistungsfähigkeit des Herzens wird pro Herzschlag die so genannte *Auswurffraktion* ermittelt. Die Auswurffraktion ist die Blutmenge, die die linke Herzkammer während der Systole auswirft. Beim Gesunden entspricht die Auswurffraktion 55–80% des Blutes der linken Herzkammer. Die Auswurffraktion wird auch nach dem englischen Begriff „*ejection fraction*" abgekürzt als *EF* bezeichnet. Eine niedrige EF weist somit auf eine eingeschränkte Herzfunktion hin.

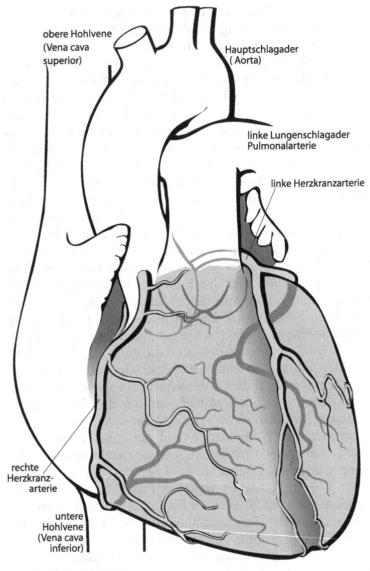

Abb. 6. Herzkranzarterien

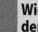 Wie wird der Herzmuskel selbst mit Blut versorgt?

Wie jeder andere Muskel benötigt auch das Herz eine ausreichende Blutversorgung. Direkt über der Aortenklappe (zur Erinnerung: Taschenherzklappe zwischen dem Ausflusstrakt der linken Hauptkammer und der großen Schlagader, der Aorta) entspringen zwei Arterien aus der Aorta. Diese Arterien versorgen das Herz mit Blut (Abb. 6).

Man bezeichnet sie als *Herzkranzarterien* (*Koronararterien*), weil der Erstbeschreiber der Herzarterien annahm, dass sie dem Herzen aufsitzen wie ein Kranz (lateinisch „corona"). Es existiert eine rechte und eine linke Herzkranzarterie. Je nachdem, ob das Herz von der rechten und linken Herzkranzarterie zu gleichen Teilen versorgt wird oder ob eine der Herzkranzarterien bei der Versorgung dominiert, unterscheidet man zwischen *Normal-, Links-* oder *Rechtsversorgungstyp* der Herzdurchblutung.

Wie entsteht der Herzrhythmus, der zu regelmäßigen Herzschlägen führt?

Das Herz schlägt regelmäßig, ohne dass wir bewusst jeden Herzschlag befehlen müssen.

Es benötigt zur Kontraktion, d.h. um sich zusammen zu ziehen, elektrische Ströme. Zu diesem Zweck verfügt das Herz über sein eigenes elektrisches Netzwerk, das Reizleitungssystem. Es wird von spezialisierten Herzmuskelzellen gebildet, die diese elektrischen Signale weiterleiten. Der körpereigene Schrittmacher des Herzens, der Sinusknoten, ist an der Mündungsstelle der oberen Hohlvene in den rechten Vorhof lokalisiert. Er sendet unser ganzes Leben lang elektrische Signale, im Mittel 70 pro Minute. Der elektrische Stimulus des Sinusknotens läuft über spezielle Fasern der Vorhöfe und führt zur Kontraktion derselben. Diese Fasern vereinigen sich wieder, so wie die Gleise an einer Bahnstation. Hier werden die elektrischen Signale durch eine andere elektrische Zwischenstation, dem *Atrioventrikularknoten*, der auch als AV-Knoten bezeichnet wird, verzögert. Die Hauptfunktion dieser zwischen Vorhöfen und Hauptkammern gelegenen Struktur ist also eine Signalverzögerung, die eine Kontraktion der Vorhöfe erlaubt, bevor sich die Hauptkammern zusammenziehen (*kontrahieren*). Die Vorhofkontraktion führt zu einer optimalen Füllung der Hauptkammern mit Blut. Sobald sich die Vorhöfe kontrahiert haben, wird das elektrische Signal über das Reizleitungssystem auf die Muskulatur der Hauptkammern übertragen.

Im Einzelnen geschieht dabei Folgendes: Die Erregung wird vom Atrioventrikularknoten zunächst in ein gemeinsames Faserbündel, das so genannte *His-Bündel*, weitergeleitet. Dieses teilt sich in der Kammerscheidewand in zwei Leitungsbahnen, die in der Fachsprache *Tawara-Schenkel* heißen. Dabei verläuft der rechte Tawara-Schenkel an der Kammerscheidewandoberfläche in der rechten Hauptkammer. Er ist verantwortlich für die Erregungsausbreitung in der rechten Hauptkammer. Der linke Tawara-Schenkel verläuft entsprechend an der Kammerscheidewandoberfläche in der linken Hauptkammer, um von dort aus die Erregung auf die linke Herzkammer weiterzuleiten. Im Gegensatz zum rechten Tawara-Schenkel teilt sich der linke in zwei weitere kleine Bündel (*Faszikel*), einen vorderen (*anterioren*) und einen hinteren (*posterioren*). Die Tawara-Schenkel verzweigen sich in ihrem weiteren Verlauf und bilden so ein Fasernetz, das man als *Purkinje-Fasernetz* bezeichnet. Von dem Purkinje-Fasernetz breitet sich die elektrische Erregung auf die eigentlichen Herzmuskelzellen der Arbeitsmuskulatur aus, und die Hauptkammern des Herzens kontrahieren sich (Abb. 7.)

Bei der Ausbreitung und Rückbildung der Erregung des Herzens entsteht ein elektrisches Feld, das an der Körperoberfläche mit Elektroden gemessen werden kann. Diese elektrische Aktivität des Herzens spiegelt sich im *EKG (Elektrokardiogramm)* wieder. In Abb. 8 ist die Normalform eines EKGs dargestellt. Es besteht aus einem Vorhofteil und einem Kammerteil. Der Vorhofteil beginnt mit der P-Welle, die die Erregungsausbreitung über beide Vorhöfe ausdrückt. Es folgt die PQ-Strecke: Nun sind alle Herzmuskelzellen der Vorhöfe erregt. Die Erregungsrückbildung der Vorhöfe fällt mit dem Kammerteil zusammen. Der Kammerteil

Abb. 7. Reizleitungssystem des Herzens

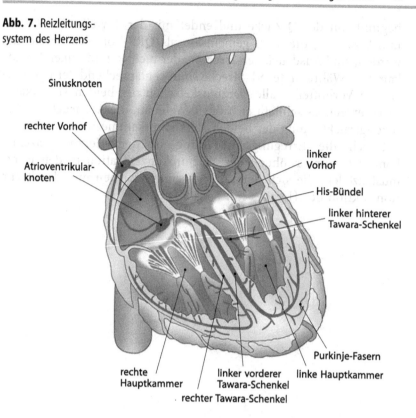

Sinusknoten

rechter Vorhof

Atrioventrikularknoten

linker Vorhof

His-Bündel

linker hinterer Tawara-Schenkel

rechte Hauptkammer

linker vorderer Tawara-Schenkel

rechter Tawara-Schenkel

Purkinje-Fasern

linke Hauptkammer

Bezeich-nung	Vorhofteil		Kammerteil			
	P-Welle	PQ-Strecke	QRS-Komplex	ST-Strecke	T-Welle	
			R-Zacke			
			Q-Zacke S-Zacke			

Abb. 8. Normales EKG

beginnt mit der Q-Zacke und endet mit der T-Welle. Die Q-, R- und S-Zacken, die auch gemeinsam als QRS-Komplex bezeichnet werden, sind Ausdruck der Erregung der rechten und linken Hauptkammer. Während der ST-Strecke sind – entsprechend der PQ-Strecke im Vorhofteil – alle Herzmuskelzellen der beiden Hauptkammern erregt. Es schließt sich die T-Welle an, die Ausdruck der Erregungsrückbildung der beiden Herzhauptkammern ist.

Durch die Erregungsausbreitung in den Herzmuskelzellen kommt es zur Erhöhung der Kalziumkonzentration in den Herzmuskelzellen, die sich daraufhin zusammenziehen und damit zur Kontraktion des Herzens führen.

Herzrhythmusstörungen

Was ist eine Herzrhythmusstörung?

Um die Störungen des Herzrhythmus besser verstehen zu können, wollen wir im Folgenden zunächst den normalen Herzrhythmus näher betrachten.

Der normale Herzschlag, der z. B. am Handgelenk als Pulsschlag gefühlt werden kann, ist regelmäßig. Die Herzschläge pro Minute bezeichnet man als Herzfrequenz. Der regelmäßige Herzrhythmus, der vom Sinusknoten generiert wird, heißt *Sinusrhythmus* (Abb. 9a). Die Aufgabe des Sinusknotens ist es, die Herzpumpleistung den jeweiligen Bedürfnissen des Kreislaufs anzupassen. Eine Steigerung der Herzpumpleistung wird durch die Erhöhung der Herzfrequenz erzielt. Dadurch nimmt das durch den Körper gepumpte Blutvolumen zu, sodass mehr Sauerstoff in die Körperorgane und -gewebe gelangt. Der Sinusknoten reagiert also bei körperlichen Belastungen, wie z. B. beim Treppensteigen oder schnellem Laufen, ebenso wie bei seelischen Belastungen mit einer gesteigerten Herzfrequenz. Zur Reduktion der Herzpumpleistung wird die Herzfrequenz wieder gesenkt, wie das in Ruhe oder im Schlaf der Fall ist. Dabei erhält der Sinusknoten seine Informationen zur Regulierung der Herzfrequenz aus dem Körper, und zwar entweder über Nerven oder aber auch über Botenstoffe im Blut (*Hormone*).

Die normale Ruhe-Herzfrequenz des Sinusknotens liegt zwischen 60 und 70 Schlägen pro Minute.

Fällt der Sinusknoten als Taktgeber für das Herz aus, dann übernehmen untergeordnete Schrittmacherzentren, wie z. B. der AV-Knoten, mit niedrigeren Herzfrequenzen die Führung.

Normaler Herzrhythmus (Sinusrhythmus)

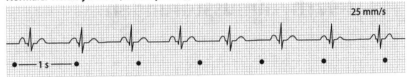

a

Sinusrhythmus mit Extraschlägen der Hauptkammer (ventrikuläre Extrasystolen)

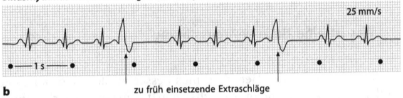

b　　　　　　　　　　　zu früh einsetzende Extraschläge

Pulskurve bei Extraschlägen der Hauptkammern

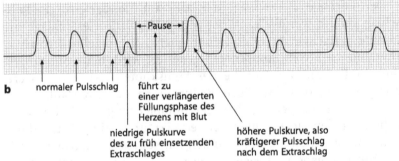

b　　normaler Pulsschlag　　führt zu
einer verlängerten
Füllungsphase des
Herzens mit Blut

niedrige Pulskurve　　　höhere Pulskurve, also
des zu früh einsetzenden　　kräftigerer Pulsschlag
Extraschlages　　　　nach dem Extraschlag

Abb. 9 a–c. Extrasytolie mit Pulskurvenverlauf: **a** EKG bei normalem Herzrhythmus, Sinusrhythmus. Die Abstände zwischen den elektrischen Herzaktionen sind regelmäßig. **b** EKG bei Sinusrhythmus mit Extraschlägen der Hauptkammern, ventrikuläre Extrasystolen. Im Gegensatz zum normalen Herzschlag setzt der Extraschlag jeweils zu früh ein. **c** Verlauf der Pulskurve beim Auftreten von Extraschlägen der Hauptkammern. Nach drei normalen Pulsschlägen folgt eine kleine Pulskurve des zu früh einsetzenden Extraschlages. Die niedrigere Pulskurve resultiert aus der verkürzten Füllungszeit des Herzens mit Blut, wodurch bei diesem Herzschlag weniger Blut aus dem Herzen ausgeworfen wird. Es folgt eine Pause, die zu einer verlängerten Blutfüllungsphase des Herzens führt, sodass bei dem Herzschlag nach dem Extraschlag mehr Blut aus dem Herzen gepumpt und die Pulskurve somit kräftiger, also höher wird

Die **Einteilung der Herzrhythmusstörungen** erfolgt in *langsame (bradykarde)* und *schnelle (tachykarde) Rhythmusstörungen*. Von einer langsamen Herzrhythmusstörung (Bradykardie) spricht man, wenn die Herzfrequenz unter 60 Schläge/min abfällt. Nicht jeder Herzfrequenzabfall unter 60 Schläge/min bedarf einer Therapie. So ist bei Leistungssportlern ein Ruhepuls von 30–40 Schlägen/min durch das tägliche regelmäßige Training nicht ungewöhnlich, während dagegen beim Untrainierten die Indikation für eine Schrittmacherimplantation unter diesen Bedingungen schon gegeben wäre. Auch Medikamente können den Herzschlag bremsen.

Des Weiteren muss danach unterschieden werden, wo die Rhythmusstörungen entstehen. Die Herzrhythmusstörungen können ihren *Ursprung* in den *Vorhofherzmuskelzellen*, in den *Hauptkammer-Herzmuskelzellen* oder im *Reizleitungssystem* des Herzens haben.

Jeder Mensch, unabhängig von seinem Geschlecht, seinem Alter oder seinem Gesundheitszustand, hat Extraherzschläge, die nicht in den Takt des eigentlichen Herzrhythmus passen. Ein solcher Extraherzschlag setzt früher ein als der reguläre Herzschlag. Man bezeichnet ihn auch als *Extrasystole* (Abb. 9 b, c). Die Extrasystole kann im Vorhof (supraventrikuläre Extrasystole) oder im Ventrikel (ventrikuläre Extrasystole) entstehen. Dabei wird der eigentliche Extraschlag meistens nicht gespürt. Die Extrasystole fällt so früh ein, dass die Zeit nicht ausreicht um die Herzkammern wieder mit genügend Blut zu füllen. Die geringe Blutmenge, die mit diesem Extraschlag in den Kreislauf gelangt, wird daher nicht als Pulsschlag gespürt. Da nach einer Extrasystole eine kleine Pause im Herztakt entsteht, erlaubt diese eine Zunahme des Blutfüllungsvolumens des Herzens. Der nun folgende Herzschlag wird dadurch als kräftiger empfunden. Die entstandene kleine Pause wird dagegen als Unregelmäßigkeit bemerkt.

■ Erkrankungen des Sinusknotens

Hier liegt die Ursache der Herzrhythmusstörung im Sinusknoten oder an der Verbindung zwischen dem Sinusknoten und den Herzmuskelzellen des Vorhofs. Man bezeichnet eines dieser

Krankheitsbilder auch als *Sinusknotensyndrom* (Sick-Sinus-Syndrom, abgekürzt SSS). Dieses ist unter anderem mit Schwindel, Verstörtheit, anfallsweiser Bewusstlosigkeit (Synkope) oder Müdigkeit vergesellschaftet.

Die langsamen Herzrhythmusstörungen können bis zum *Sinusarrest* führen: Hier stellt der Sinusknoten seine Funktion als Taktgeber für den Herzschlag völlig ein, sodass dem Sinusknoten untergeordnete Zentren mit einer langsamen Frequenz als „Notfalltaktgeber" einspringen. Von einem *SA-Block* (*sinuatrialen Block*) spricht man, wenn die Überleitung des Sinusknotenreizes auf die Muskulatur des Vorhofs verzögert oder gar völlig blockiert ist.

Ein kranker Sinusknoten kann sich auch durch einen nicht ausreichenden Anstieg des Pulsschlags bei Belastung bemerkbar machen.

Bei einer Herzfrequenz unter 60/min spricht man von einer *Sinusbradykardie*.

Liegt ein Sinusrhythmus mit einer Frequenz von über 100/min vor, bezeichnet man dies als *Sinustachykardie*. Ebenso können Fehlfunktionen des Sinusknotens auch mit Vorhofrhythmusstörungen einhergehen. Von *Bradytachykardie-Syndrom* spricht man, wenn schnelle und langsame Vorhofrhythmusstörungen im Wechsel mit einem Sinusrhythmus auftreten.

▦ Erkrankungen der Vorhöfe

Von den Vorhöfen können auch mehrere elektrische Reize unterschiedlicher Lokalisationen ausgehen, die dazu führen, dass das Herz unregelmäßig schnell oder langsam schlägt. Diese Herzrhythmusstörung bezeichnet man als *Vorhofflimmern* oder *Vorhofflattern* (Abb. 10a,b). Das Vorhofflimmern ist die häufigste Form der schnellen Vorhofrhythmusstörung. Es tritt bei 0,5% der Erwachsenen auf, bei Menschen über 70 Jahren sogar bis zu 10%. Der Sinusknoten hat dabei seinen Einfluss auf den Herzrhythmus verloren, die Vorhöfe kontrahieren sich in unregelmäßigen Zeitabständen. Das Vorhofflimmern kann zu einer schnellen oder zu einer langsamen Kammerfrequenz führen, entsprechend wird es als *tachykardes* bzw. *bradykardes Vorhofflimmern* bezeichnet.

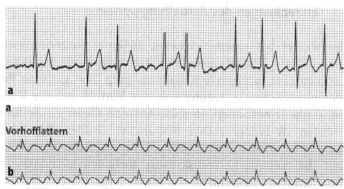

Abb. 10. Vorhofrhythmusstörungen. **a** Vorhofflimmern. **b** Vorhofflattern, jede zweite Vorhoferregung wird auf die Hauptkammern übertragen

Eine andere Art der Vorhofrhythmusstörungen stellt das *Vorhofflattern* dar. Beim Vorhofflattern sind die elektrischen Reize des Vorhofs mit einer Frequenz von 250 bis 300/min jedoch regelmäßig. Auch hier hat der Sinusknoten keinen Einfluss mehr. Im typischen Fall wird jeder zweite Reiz auf die Ventrikel übergeleitet, die Kammern schlagen dann meist mit einer Frequenz um 150/min. Dieses Phänomen wird als Zwei-zu-eins-Überleitung bezeichnet.

Die Gefahr besteht hier natürlich darin, dass jede Vorhoferregung auf die Kammern übertragen wird. Dieser Zustand stellt dann eine lebensbedrohliche Situation dar, weil das Herz durch die hohe Schlagfrequenz sich nicht mehr ausreichend mit Blut füllen und somit nicht genügend Blut in den Kreislauf gepumpt werden kann.

▓ Erkrankungen des Reizleitungssystems

So wie es bei einem SA-Block zu einer Reizleitungsstörung im Bereich der Vorhofmuskulatur kommen kann, kann sich im AV-Knoten eine verzögerte Reizüberleitung bzw. gar eine Blockierung der elektrischen Erregung von der Vorhof- auf die Kammerherzmuskulatur ausbilden. Je nach Ausmaß dieser Reizleitungsstörung werden *AV-Blöcke ersten bis dritten Grades* unterschieden. Bei Letzterem wird die elektrische Erregung vom Vorhof nicht mehr auf die Kammerherzmuskulatur fortgeleitet, sodass untergeordnete Reizbildungszentren mit einer langsameren Herzfrequenz die Führung übernehmen.

Reizleitungsstörungen im Bereich der Herzkammern betreffen die Reizleitungsbahnen, die Sie schon unter dem Namen Tawara-Schenkel kennengelernt haben. Man spricht dann von einem *Schenkelblock* oder einer *faszikulären Blockierung*. Da die Leitungsbahn sich aufteilt in einen rechten und einen linken Tawara-Schenkel, wobei sich Letzterer erneut in zwei kleinere Bündel verzweigt, unterscheidet man zwischen einer nur einen Schenkel betreffende Blockierung (*unifaszikulär*), einer zwei Schenkel betreffende Blockierung (*bifaszikulär*) und einer alle drei Schenkel betreffende Blockierung (*trifaszikulär*). Beim trifaszikulären Block ist also der rechte Tawara-Schenkel und beide Bündel des sich aufteilenden linken Tawara-Schenkels betroffen. Des Weiteren können diese Blockierungen komplett oder inkomplett, d. h. nur teilweise, vorhanden sein.

Bei manchen Menschen existieren erblich bedingt zusätzliche Leitungsbahnen zwischen den Vorhöfen und den Hauptkammern, die zu kreisenden Erregungen im Herzen führen können und damit Herzrasen auslösen. Da das Herzrasen seinen Ursprung im Vorhof hat, bezeichnet man es als *supraventrikuläre Tachykardie*.

Die Erregung kann dabei sowohl zu schnell von den Vorhöfen auf die Kammer (*antegrad*) oder aber auch umgekehrt (*retrograd*) zu schnell von der Kammer·wieder auf die Vorhöfe weitergeleitet werden.

Zu den supraventrikulären Tachykardien zählt auch das *WPW-Syndrom (Wolff-Parkinson-White-Syndrom)*.

Die Kreiserregungen, die zum schnellen Herzrasen mit einer Herzfrequenz um 200/min führen, entstehen hier meistens dadurch, dass die eigentliche elektrische Erregung normal über die gesunden AV-Knotenleitungsbahnen auf die Hauptkammern gelangt und von dort aus über die zusätzlichen Leitungsbahnen wieder zu schnell auf den Vorhof zurückübertragen wird. Die erneute, zu frühe elektrische Erregung des Vorhofs kann nun wieder über den AV-Knoten zur Erregung der Kammer führen. Die Erregung kreist und löst damit Herzrasen aus.

Eine andere Form der supraventrikulären Rhythmusstörungen stellt die *AV-Knoten-Reentrytachykardie* dar. Auch dabei entstehen Kreiserregungen durch zwei Bahnen mit unterschiedlichen Leitungseigenschaften im AV-Knoten, ohne dass jedoch eine zusätzliche Leitungsbahn vorliegt.

Erkrankungen der Hauptkammern

Bei den schnellen Herzrhythmusstörungen der Hauptkammern (*ventrikuläre Herzrhythmusstörungen*) werden Kammertachykardien, Kammerflattern und Kammerflimmern unterschieden (Abb. 11 a–c).

Bei den *ventrikulären Tachykardien* (Kammertachykardien) schlagen die Hauptkammern mit einer Frequenz von 100 bis 200 pro Minute, beim *Kammerflattern* zeigt das EKG hochamplitudige Haarnadelkurven mit einer Frequenz von 250–320/min. Beim *Kammerflimmern* sind im EKG nur noch kleine „Flimmerwellen" zu sehen, die durch die unkoordinierten und ineffektiven Kontraktionen der Ventrikel (Hauptkammern) abgeleitet werden können. Letzteres bedeutet nichts anderes als einen Kreislaufstillstand, da das Herz bei solchen Hauptkammerkontraktionen das Blut nicht mehr weiterpumpen kann.

Die Übergänge zwischen den ventrikulären Tachykardien, dem Kammerflattern und -flimmern sind fließend. Während beim Kammerflimmern immer von einem Kreislaufstillstand ausgegangen werden muss, kann bei den ventrikulären Tachykardien oder beim Kammerflattern für eine begrenzte Zeit noch ein Minimalkreislauf aufrechterhalten sein. Je nach Schwere und Dauer der Rhyth-

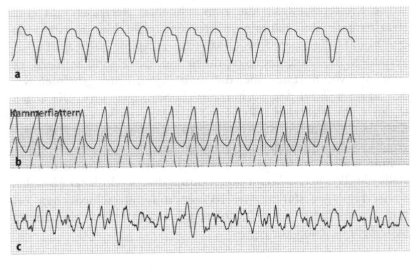

Abb. 11. Schnelle Kammerrhythmusstörungen: **a** Kammertachykardie. **b** Kammerflattern. **c** Kammerflimmern

musstörungen variieren die Beschwerden: Es kommt zu Herzrasen, Luftnot, Engegefühl im Brustkorb (Angina pectoris), Wassereinlagerungen im Lungengewebe (Lungenödem) oder Schock.

Welche Ursachen gibt es für die Herzrhythmusstörungen?

Herzbedingte (kardiale) Ursachen

Es ist natürlich naheliegend, Ursachen, die zu Herzrhythmusstörungen führen, zunächst im Herzen selbst zu suchen.

So kann nicht selten eine *koronare Herzerkrankung* (*KHK*) Rhythmusstörungen auslösen. Bei der koronaren Herzerkrankung verengen oder verschließen sich die Herzkranzgefäße durch Ablagerungen an oder in den Gefäßwänden. Dieser Prozess wird auch als *Arteriosklerose* bezeichnet. Bei der Arteriosklerose wird die

Blutversorgung des Herzens durch Einengungen oder gar Verschlüsse der „Rohrleitungen", d. h. der Gefäße, vermindert bzw. unterbrochen. Das Herz bekommt dann in den betroffenen Herzmuskelgebieten zu wenig Nährstoffe und Sauerstoff. Die Durchblutungsstörung der Herzkranzgefäße macht sich als *Angina pectoris* mit einem Engegefühl oder Brennen in der Brust oder mit in die Arme ausstrahlenden Schmerzen bemerkbar. Bei einer massiven Einschränkung der Blutversorgung kann ein Teil des Herzmuskelgewebes sogar zugrunde gehen. Man spricht dann von einem *Herzinfarkt* (*Myokardinfarkt*). Beim Herzinfarkt kann es vor allem in den ersten 48 Stunden aufgrund der elektrischen Instabilität des Herzens zu Rhythmusstörungen bis hin zum Kammerflimmern mit einem Kreislaufstillstand kommen. In den ersten Stunden nach dem Herzinfarkt ist das Risiko für das Auftreten von Kammerflimmern am größten.

▩ Das im Rahmen eines Herzinfarktes zugrunde gegangene Herzmuskelgewebe wird zu Bindegewebe umgebaut. Es entsteht dann eine Herznarbe. Dieses Herzareal kann nicht mehr zur Herzfunktion beitragen. Weitet sich das bindegewebig umstrukturierte Herzgebiet aus, entsteht eine Aussackung, die man auch als *Aneurysma* bezeichnet. Typisch für solche Aneurysmen sind ventrikuläre Herzrhythmusstörungen.

▩ Auch Erkrankungen des Herzmuskelgewebes selbst (*Kardiomyopathien*) können Herzrhythmusstörungen auslösen, ebenso wie entzündliche Prozesse des Herzmuskels (*Myokarditis*).

▩ Bei *angeborenen Herzfehlern*, wie z. B. einem Defekt in den Herzscheidewänden (auf Vorhofebene spricht man von einem *Atriumseptumdefekt* – ASD – und auf Ventrikelebene von einem *Ventrikelseptumdefekt* – VSD), einer veränderten Geometrie der Herzkammern, Herzklappenerkrankungen und bei zusätzlichen oder fehlenden Leitungsbahnen kann es zu Herzrhythmusstörungen kommen.

▩ Auch *erworbene Herzklappenfehler*, die zu einer Verengung von Herzklappen (*Stenose*) oder zu einer Schlussundichtigkeit (*Insuffizienz*) führen, können Herzrhythmusstörungen auslösen. Das Herz ist bei entsprechender Schwere des Herzklappenfehlers durch den veränderten Blutfluss mehr belastet. So kann es bei Erkrankungen der Mitralklappe zu einem Blutrückstau in den linken Vorhof kommen. Dieser Blutrückstau führt zu einer Erweiterung (*Dilatation*) des linken Vorhofs, der bei entsprechendem Ausmaß Vorhofflimmern zur Folge hat.

▧ Erkrankungen anderer Organe

▧ Bei *schweren Lungenerkrankungen* kann die Sauerstoffaufnahme in das Blut soweit eingeschränkt sein, dass die Sauerstoffversorgung des Herzens ebenfalls nicht mehr ausreicht und dadurch Herzrhythmusstörungen hervorgerufen werden.

▧ Produziert bei einer Schilddrüsenüberfunktion (*Hyperthyreose*) die Schilddrüse zuviel Hormone, dann führt dies zu einem beschleunigten Herzschlag bis hin zum Vorhofflimmern. Wird bei einer Schilddrüsenunterfunktion (*Hypothyreose*) ein Zuviel an Schilddrüsenhormonen verordnet, kann das zum gleichen Erscheinungsbild führen wie bei einer Schilddrüsenüberfunktion. Ist die Konzentration des Schilddrüsenhormons im Blut zu niedrig, so kann dies ebenfalls zu Rhythmusstörungen führen.

▧ Beim *Karotissinus-Syndrom* löst ein Druck auf den Karotissinus am Hals oder das Neigen des Kopfes nach hinten eine Verlangsamung des Herzschlags aus, was bis hin zum Herzstillstand führen kann. Der Karotissinus liegt an der Aufteilungsstelle der rechten und linken Halsschlagader, die sich auf Kehlkopfhöhe rechts und links tasten lässt. Beim Karotissinus-Syndrom liegt eine Überempfindlichkeit des Karotissinus vor. Der Druck von außen simuliert einen hohen Blutdruck. Dadurch wird ein Reflex zur Senkung des Blutdrucks aktiviert und dabei unter anderem der Pulsschlag gesenkt. Das Karotissinus-Syndrom kann z.B. auch beim Rasieren ausgelöst werden.

▧ Eine Reihe *weiterer innerer Krankheiten*, die hier nicht im Einzelnen aufgelistet werden sollen, können ebenfalls für die Entstehung von Herzrhythmusstörungen verantwortlich gemacht werden.

■ Blutsalze

Bei der Kontraktion und der Relaxation des Herzens sowie bei der Entstehung des Herzrhythmus sind Veränderungen elektrischer Signale der entscheidende „Antriebsmotor". Für diese Signale sind die Blutsalze (*Elektrolyte*) von größter Bedeutung. Eine dominierende Rolle für einen stabilen Herzrhythmus spielt das Kalium. Der Normwert für das Blutkalium liegt je nach Labor zwischen 3,5 und 5,5 mmol/l. Bei Patienten mit Herzrhythmusstörungen sollte das Kalium immer normal hoch gehalten werden mit Werten von 4,5 bis 5,0 mmol/l. Während ein zu niedriger Blutkaliumspiegel eher zu Extraherzschlägen oder zu Herzrasen führt, kann das Herz bei einem zu hohen Kaliumwert im Blut „stehen" bleiben, es schlägt dann nicht mehr. Auch beim Herzgesunden können Rhythmusstörungen auftreten, wenn der Elektrolythaushalt aus dem Gleichgewicht kommt. Das kann schon geschehen, wenn an heißen Sommertagen eine anstrengende körperliche Aktivität ausgeübt wird, die durch starkes Schwitzen zu einem Elektrolyt- und Flüssigkeitsverlust führt, der nicht entsprechend ausgeglichen wird. Erbrechen oder Durchfall im Rahmen einer Magen-Darm-Infektion haben ebenfalls zur Folge, dass vermehrt Blutsalze ausgeschieden werden, sodass auch hier Herzrhythmusstörungen auftreten können. Ein Ungleichgewicht der Blutsalze ist auch bei Patienten, deren Nieren nicht mehr ausreichend funktionieren und die deshalb eine Blutwäsche (*Dialyse*) benötigen, nicht selten.

■ Medikamente

■ Wassertreibende Medikamente (*Diuretika*) können den Kaliumspiegel im Blut unter den Normwert senken (*Hypokaliämie*) und somit zu Herzrhythmusstörungen führen.
■ Andererseits existieren auch kaliumsparende Medikamente, die das Kalium vermehrt im Körper zurückhalten, sodass der Blutkaliumspiegel über den oberen Grenzwert ansteigt (*Hyperkaliämie).* Dies kann dann zum Herzstillstand führen.
■ Auch Medikamente zum Abführen haben einen Einfluss auf die Blutsalze und können somit Herzrhythmusstörungen verursachen.

▓ Medikamente, die in der Therapie von Herzrhythmusstörungen Verwendung finden, können aufgrund ihres Wirkmechanismus selbst Herzrhythmusstörungen verursachen. Aus diesem Grund sollten Sie die Dosierung dieser Medikamente nie ohne Absprache mit Ihrem Hausarzt verändern.

▓ Medikamente, die zur Behandlung von psychischen Krankheitsbildern, wie z.B. Depressionen oder Schizophrenie eingesetzt werden (*Psychopharmaka*), können den Herzrhythmus beeinflussen.

▓ Das Gleiche gilt auch für Medikamente, die Patienten mit einem Krampfleiden (Epilepsie) verordnet werden (*Antiepileptika*), um die epileptischen Anfälle zu unterdrücken.

▓ Seelische Ursachen

Auch der seelische Zustand hat einen Einfluss auf unseren Herzrhythmus und kann Störungen hervorrufen.

▓ Genussmittel im Übermaß

Werden Genussmittel, wie z.B. koffeinhaltige Getränke oder Alkohol, über das normale Maß hinaus konsumiert, dann führt dies häufig auch zu Herzrhythmusstörungen.

▓ Drogen/Toxine

Beim Drogenmissbrauch sind Herzrhythmusstörungen nicht selten. Herzrhythmusstörungen können auch ausgelöst werden, wenn unser Körper Toxinen ausgesetzt ist. Toxine sind Giftstoffe von Mikroorganismen, Pflanzen oder Tieren.

Idiopathische Herzrhythmusstörungen

Manchmal finden sich Herzrhythmusstörungen, deren Ursache nicht geklärt werden kann. Man spricht dann von idiopathischen Herzrhythmusstörungen.

Wie machen sich Herzrhythmusstörungen bemerkbar?

Leichte oder gelegentliche Herzrhythmusstörungen werden von vielen Betroffenen kaum bemerkt. Andere fühlen, dass mit ihrem Herzschlag etwas nicht stimmt. Sie spüren ein Herzklopfen (*Palpitationen*) und Herzrasen, das bei den schnellen Herzrhythmusstörungen (*Tachykardie, Tachyarrhythmie*) vorkommt.

Manche Patienten berichten auch von Extraschlägen, Aussetzern oder Herzstolpern und sind deshalb zu ihrem Arzt gegangen. Das subjektive Befinden von Patienten mit Herzrhythmusstörungen ist sehr unterschiedlich.

Die Beschwerden, die durch die Herzrhythmusstörungen verursacht werden, hängen im Wesentlichen davon ab, inwieweit die Pumpeffizienz des Herzens beeinflusst wird.

Die Pumpeffizienz des Herzens wird bei den langsamen sowie bei den schnellen Herzrhythmusstörungen durch die Erniedrigung des Herzzeitvolumens reduziert. Das *Herzzeitvolumen* (abgekürzt HZV) ist die Blutmenge, die das Herz pro Minute durch den Körper pumpt. Bei einem gesunden, ruhenden Menschen beträgt sie 4,5 bis 5 Liter pro Minute. Das Herzzeitvolumen ergibt sich aus dem Produkt von Schlagvolumen, also der Blutmenge, die jede Herzhauptkammer bei der Kontraktion auswirft und der Herzfrequenz. Beim Herzgesunden beträgt das Schlagvolumen etwa 70 ml in Ruhe.

Ist die Herzfrequenz also zu niedrig, wirkt sich dies negativ auf das Herzzeitvolumen aus, die Herzpumpleistung ist reduziert. Demgegenüber erniedrigt sich bei tachykarden Herzrhythmusstörungen das Herzzeitvolumen durch eine Verringerung des Schlagvolumens der Herzhauptkammern, da durch den hohen Pulsschlag nicht genügend Zeit bleibt, die Kammern ausreichend mit Blut zu füllen.

Wichtig ist es auch, dass sich die Herzpumpleistung den jeweiligen Bedürfnissen des Körpers anpasst. So wird der Pulsschlag während körperlicher Belastungen wie beim Laufen, Treppensteigen oder Sport normalerweise entsprechend erhöht und während körperlicher Ruhe oder im Schlaf verlangsamt. Ist diese Anpassung der Herzfrequenz nicht mehr möglich, so äußert sich dies unter anderem in einer verminderten Leistungsfähigkeit.

Bei nicht zeitlich abgestimmtem (synchronem) Schlagen von Vorhöfen und Hauptkammern, wie z. b. beim Vorhofflimmern, ist die Füllung der Herzhauptkammern ebenfalls vermindert, sodass sich die Pumpeffizienz um 20 bis 30 % verringert.

Je nach Einschränkung der Pumpleistung des Herzens sind auch die Beschwerden mehr oder weniger ausgeprägt. Entscheidend ist, dass die Blutmenge, die durch den Körper gepumpt wird, nicht mehr ausreicht, um ein einwandfreies Funktionieren der Organsysteme zu gewährleisten. Letzteres trifft bereits frühzeitig vor allem auf Menschen mit einer vorbestehenden Herzschwäche (*Herzinsuffizienz*) oder einer Verkalkung (*Arteriosklerose*) der Herzkranz- oder Hirnarterien zu.

So führt eine Minderdurchblutung des Gehirns zu Müdigkeit, Benommenheit, Schwindel, Konzentrationsstörungen oder Verwirrtheitszuständen. Es kann auch zu einer plötzlichen Bewusstlosigkeit (*Synkope*) aus völligem Wohlbefinden heraus kommen, die nach wenigen Sekunden oder Minuten wieder vergeht. Die Betroffenen fallen dann zu Boden und können sich an den Zeitraum vor der Ohnmacht noch gut erinnern. Eine Verminderung der Gehirndurchblutung kann ein krampfanfallähnliches Leiden oder vorübergehende Seh- oder Sprachstörungen verursachen. In Extremen kommt es sogar zu einem Schlaganfall (*Apoplex*). In diesen Fällen reicht die Gehirndurchblutung nicht mehr aus, die Nervenzellen in dem minderdurchbluteten Gehirnareal gehen zu Grunde. Man spricht dann von einem *Hirninfarkt*.

Ist die Durchblutung des Herzmuskels vermindert, stellen sich auch hier typische Beschwerden ein. Eine Folge der Blutminderversorgung des Herzens (*Herzischämie*) stellt die „Angina pectoris" dar. „*Angina*" steht dabei für das Engegefühl und „*pectoris*" für die Brust. Die Schmerzqualitäten der Blutminderversorgung des Herzens sind seltener ein Stechen, sondern eher ein Druck- oder Engegefühl bis hin zu einem Ziehen. Bei Schmerzen im Brustkorb mit Ausstrahlung in den linken Arm denkt jeder zu Recht gleich an die Angina pectoris! Die Symptome einer Herzischämie müssen jedoch nicht immer typisch sein. Sie können sich durch Schmerzen im rechten Arm, im Kiefer, im Bereich der Zähne, im Rücken, im Schulterblatt, im Nacken, im Magen oder aber auch mit Luftnot (*Dyspnoe*) bemerkbar machen. Vor allem bei Frauen äußert sich die Blutminderversorgung des Herzens häufig nur mit Übelkeit, Erbrechen, Sodbrennen oder Schmerzen im Oberbauch.

Reicht die Durchblutung des Herzens nicht mehr aus, um die Muskelzellen am Leben zu erhalten, dann sterben sie ab. Dieser Zustand spiegelt dann einen Herzinfarkt (Myokardinfarkt) wider. Die zu Grunde gegangenen Herzmuskelzellen werden in Bindegewebe umgewandelt und können zur Herzarbeit nichts mehr beitragen.

Die häufigste Ursache für Angina pectoris bzw. einen Herzinfarkt ist die *koronare Herzerkrankung* (abgekürzt *KHK*). Bei der koronaren Herzerkrankung verengen oder verschließen sich die Herzkranzarterien durch Ablagerungen an den Gefäßwänden. Dieser Prozess ist uns schon bekannt als *Arteriosklerose* (s. S. 23). Die durch die koronare Herzerkrankung hervorgerufene Minderdurchblutung kann, wie wir jetzt schon wissen, auch zu Herzrhythmusstörungen führen. Ist die Durchblutungsstörung die alleinige Ursache der Rhythmusstörungen und wird sie durch eine Ballondilatation oder eine Bypassoperation wieder behoben, so ist die Wahrscheinlichkeit groß, dass diese Störungen bei wieder regelrechter Durchblutung des Herzens nicht mehr auftreten. Bei einer *Ballondilatation* im Fachjargon als *„percutaneous transluminal coronary angioplasty"*, abgekürzt PTCA, bezeichnet, werden die Verengungen (*Stenosen*) in den Herzkranzgefäßen aufgedehnt. Demgegenüber werden bei der Bypasschirurgie am Herzen „Umgehungsrohrleitungen" in Form von *Bypasses* aus körpereigenen Schlagadern oder Venen angelegt, die verengte oder verschlossene Herzkranzgefäße hinter der Verengung wieder ausreichend mit Blut versorgen.

Die Angina pectoris kann jedoch auch durch eine Blutminderversorgung des Herzens ausgelöst werden, die ausschließlich durch eine Herzrhythmusstörung bedingt ist. Dabei wird die Durchblutungsstörung des Herzens nicht wie bei der koronaren Herzerkrankung durch verengte Herzkranzgefäße verursacht, sondern durch eine Reduktion der Herzpumpleistung im Rahmen der Rhythmusstörungen. Wird die Herzrhythmusstörung erfolgreich therapiert, dann verschwindet in diesem Zusammenhang auch die Angina pectoris.

Besteht bereits eine Herzmuskelschwäche (*Herzinsuffizienz*), d.h. dass das Herz nicht mehr imstande ist, eine den Anforderungen entsprechende Förderleistung zu erbringen, so können Herzrhythmusstörungen infolge der dadurch bedingten Minderdurchblutung des Herzens die Herzmuskelschwäche noch verschlechtern.

Im extremen Fall kann die Blutmangelversorgung des Herzens zu einem generalisierten Kreislaufversagen (*Schock*) mit Kreislaufstillstand führen. Zu den Herzrhythmusstörungen, die zum Kreislaufversagen führen, gehören die Asystolie, anhaltendes Kammerflattern oder Kammerflimmern (s.u.). All diesen Rhythmusstörungen gemeinsam ist es, dass kein ausreichender Kreislauf mehr aufrecht erhalten werden kann. Es kommt zu Bewusstlosigkeit und, falls die lebensbedrohlichen Rhythmusstörungen nicht rechtzeitig behoben werden, zum Tode. Bei der *Asystolie* kontrahieren sich die Herzkammern nicht mehr, d.h. das Herz steht still. Im Gegensatz dazu schlagen die Herzkammern bei *Kammerflattern* mit einer relativ regelmäßigen Frequenz von 200–350/min. Bei dieser schnellen Herzfrequenz reicht die Zeit nicht mehr aus zur Füllung der Herzkammern mit einer ausreichenden Blutmenge, sodass das Schlagvolumen der Herzkammern zu niedrig ist, um einen ausreichenden Kreislauf zu gewährleisten. Nicht selten geht das Kammerflattern fließend in ein *Kammerflimmern* über. Die Herzkammern zeigen dabei hochfrequente, unkoordinierte Flimmerwellen von 350–500/min. Unter diesen Umständen sind keine effektiven Kammerkontraktionen mehr möglich. Es liegt ein funktioneller Herz-Kreislauf-Stillstand vor.

Hier müssen schnell lebensrettende Maßnahmen (Erste Hilfe mit Wiederbelebung) ergriffen werden, um den Tod des Betroffenen zu vermeiden. Deswegen ist es sehr wichtig, dass jeder eine Wiederbelebung mit Mund-zu-Nase-Beatmung und Herzdruckmassage, wie es in den Erste-Hilfe-Kursen gelehrt wird, durchführen kann. Damit lässt sich die Zeit bis zum Eintreffen des Arztes meist lebensrettend und ohne Gehirnschäden des Patienten überbrücken.

Vor allem im Rahmen von Vorhofflattern oder Vorhofflimmern können sich Blutgerinnsel (*Thromben*) in den Vorhöfen bilden. Besonders gefährlich sind Blutgerinnsel im linken Vorhof, da diese sich lösen können und als *Emboli* in Körperschlagadern weggeschwemmt werden. Dort können sie zur Verstopfung eines Blutgefäßes führen. Im Bereich des Gefäßsystem des Gehirns kann es dabei zum Schlaganfall kommen. Man bezeichnet dies als eine *kardiale Embolie*. Kardial bedeutet in diesem Zusammenhang, dass die Quelle der Embolie im Herzen sitzt. Um solche Komplikationen zu vermeiden, kann die Blutgerinnung mit Medikamenten (z. B. Marcumar) gehemmt werden. Dadurch wird die Entstehung von Blutgerinnseln verhindert.

Wie gefährlich sind Herzrhythmusstörungen?

Wie wir nun schon aus dem vorausgegangenen Kapitel wissen, bieten die Herzrhythmusstörungen eine breite Symptompalette, von harmlos bis lebensgefährlich. Entscheidend dabei ist, dass Herzrhythmusstörungen, die behandelt werden müssen, rechtzeitig erkannt werden um lebensbedrohliche Zustände zu vermeiden.

Wie kann meine Hausärztin oder mein Hausarzt die Rhythmusstörungen feststellen?

■ Zunächst wird Ihre Ärztin oder Ihr Arzt die **Krankengeschich-te** (*Anamnese*) erheben. Dazu gehört die Befragung nach der Art Ihrer Beschwerden und nach den Bedingungen, unter denen sie auftreten.

■ Es folgt eine **körperliche Untersuchung**. Manchmal gibt bereits diese Hinweise auf das Vorliegen von Herzrhythmusstörungen bzw. mögliche Ursachen der Herzrhythmusstörung, wie z. B. eine Herzklappenerkrankung.

Man kann den Pulsschlag im Bereich des Handgelenks an der Speichenschlagader (*Arteria radialis*) tasten und die Pulsschläge eine Minute lang zählen. Die Speichenschlagader verläuft an der Daumenseite der Innenseite des Unterarms (Abb. 12). So kann man durch einfaches Fühlen des Pulsschlages schon feststellen, ob dieser normal, zu schnell (*tachykard*), zu langsam (*bradykard*) und/oder unregelmäßig ist.

Mit dem *Stethoskop*, das ist eine Art „Hörrohr" für den Arzt, kann man die Geräusche, die die Herzklappen beim Klappen-schluss verursachen, an bestimmten Punkten des Brustkorbes hören. Im Fachjargon spricht man von *auskultieren*. Beim Herz-gesunden hört man in aller Regel nur die Töne, die beim Klap-penschluss entstehen. Sind die Herzklappen erkrankt, entstehen charakteristische Strömungsgeräusche des Bluts (*Herzgeräusche*)

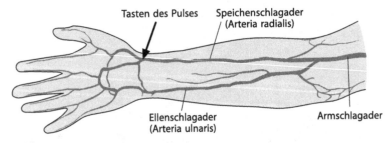

Abb. 12. Tasten des Pulses am Handgelenk (siehe Pfeil). Am besten lässt sich der Puls-schlag mit dem Zeige- und Mittelfinger der anderen Hand fühlen

beim Fluss durch die defekten Ventile und typische Geräusche bei Klappenöffnung oder -schluss. Damit lässt sich meist schon eine Erkrankung der Herzklappen erkennen. Zusätzlich erlaubt die Lautstärke des Herzgeräusches eine Aussage über den Schweregrad der Klappenfunktionsstörung.

Bereits beim Abhören der Herzgeräusche lässt sich feststellen, ob diese regelmäßig oder unregelmäßig sind. Sind sie unregelmäßig, so ist dies schon ein direkter Hinweis auf eine Herzrhythmusstörung, wie z. B. beim Vorhofflimmern oder bei Extraschlägen. Wie wir nun schon wissen, setzt ein Extraherzschlag früher als der reguläre Herzschlag ein. Fällt er so früh ein, dass die Zeit nicht ausreicht, um die Herzkammern wieder mit genügend Blut zu füllen, wird er nicht als Pulsschlag gespürt. Es liegt dann ein sogenanntes *Pulsdefizit* vor, d. h. mit dem Stethoskop lässt zwar der Extraherzschlag hören, jedoch z. B. am Handgelenk nicht tasten.

▪ Das **EKG** (*Elektrokardiogramm*) ist das Mittel der Wahl, um Herzrhythmusstörungen zu dokumentieren. Natürlich gelingt dies nur dann, wenn die Herzrhythmusstörungen zum Zeitpunkt des EKG-Schreibens auch auftreten. Ist dies nicht der Fall, dann müssen andere Untersuchungen durchgeführt werden, auf die wir im Folgenden noch näher eingehen werden.

Zum Ableiten der elektrischen Aktivität des Herzens werden 10 Elektroden auf der Körperoberfläche verteilt, die je nach EKG-Gerät mit Saugknöpfen oder Klebeelektroden befestigt werden können. Von den 10 Elektroden wird jeweils eine an den Armen und Beinen (Extremitätenableitungen) und sechs auf der Brustkorbwand im Bereich des Herzens nach einem standardisierten Muster (Brustwandableitungen) angebracht. Damit kann das Standard-EKG, das 12-Kanal-EKG, abgeleitet werden. Beim 12-Kanal-EKG werden 12 räumlich unterschiedliche elektrische Ableitungen der Herzmuskelaktivität aufgezeichnet, die vom Drucker des EKG-Geräts dann ausgedruckt werden. Von Abb. 8 (S. 13) ist uns das Bild eines normalen EKGs schon bekannt. Durch die Ermittlung der elektrischen Herzaktivität pro Minute lässt sich die Herzfrequenz bestimmen. Bei Herzrhythmusstörungen ist auch die elektrische Aktivität des Herzens verändert, sodass die typische EKG-Kurve sich entsprechend verändert. Man kann somit erkennen, welcher Bereich des Herzens für die Rhythmusstörung verantwortlich ist und wie häufig sie vorkommt. Natürlich lässt sich auch unterscheiden, ob der Ursprung der Herzrhythmusstörung von den Vorhöfen oder den Hauptkammern ausgeht. Zusätzliche Reizleitungsbahnen im Herzen können sich ebenfalls im EKG abzeichnen. Das EKG gibt nicht nur Aufschluss über Herzrhythmusstörungen, sondern auch über andere Erkrankungen des Herzens, wie z. B. eine Verdickung des Kammerherzmuskels (*Hypertrophie*) im Rahmen eines Bluthochdrucks oder einer Herzklappenerkrankung, eine Minderdurchblutung oder einen Herzinfarkt bei koronarer Herzerkrankung, Entzündungen des Herzens, einen zu hohen Kaliumspiegel im Blut oder eine zu hohe Dosierung von Medikamenten.

Da manche Herzrhythmusstörungen nur gelegentlich auftreten, lassen sie sich nicht im Standard-EKG nachweisen. Hier kann ein **Langzeit-EKG** nützlich sein, das die elektrische Herzaktivität über 24 Stunden aufzeichnet. Dazu werden fünf Elektroden auf den Brustkorb geklebt, die die elektrischen Signale des Herzens an ein etwa postkartengroßes Aufnahmegerät weiterleiten. Tagsüber kann man das Aufnahmegerät wie eine Handtasche umhängen. Die erste Auswertung des Langzeit-EKGs übernimmt zunächst ein Computer, die abschließende Beurteilung ein Arzt. Ein Vorteil des Langzeit-EKGs ist, dass man den Herzrhythmus bei seinen täglichen Verrichtungen und Aktivitäten sowie nachts im Schlaf registrieren kann. So lässt sich feststellen, ob die Rhythmusstörung im Zusammenhang mit körperlicher Belastung oder unabhängig davon auftritt. Deswegen ist es empfehlenswert, während des Tragens des Langzeit-EKGs den Tagesablauf zeitlich zu dokumentieren.

Neben dem zuvor beschriebenen Ruhe-EKG besteht auch die Möglichkeit der Durchführung eines **Belastungs-EKGs**, um festzustellen, ob die Rhythmusstörungen durch körperliche Belastung beeinflussbar sind. Beim Belastungs-EKG wird ein EKG aufgezeichnet, während Sie sich belasten, z. B. auf einem Spezialfahrrad (*Fahrradergometer*). Das Belastungs-EKG gibt nicht nur Hinweise auf Herzrhythmusstörungen, sondern auch auf Durchblutungsstörungen im Rahmen einer koronaren Herzerkrankung. Da das Herz unter Belastung mehr arbeiten muss, benötigt es entsprechend mehr Blut. Reicht die Herzdurchblutung dabei nicht aus, entstehen typische EKG-Veränderungen.

Sind die Herzrhythmusstörungen selten und lassen sich nicht im Ruhe-, Belastungs- oder Langzeit-EKG nachweisen, kann hierzu ein **Ereignisrekorder** verwendet werden. Solch ein Ereignisrekorder hat etwa die Größe einer Scheckkarte, nur etwas dicker. Treten die Beschwerden auf, so kann der Betroffene den Ereignisrekorder mit den vier Aufsatzelektroden auf die Brust halten. Durch das Betätigen der Aufnahmetaste wird 30 Sekunden lang das EKG aufgenommen und gespeichert. Je nach Fabrikat kann der Ereignisrekorder bis zu drei EKG-Episoden von 30 Sekunden aufzeichnen. Zum Senden des EKGs rufen Sie die EKG-Übertragungsrufnummer an. Folgen Sie dann genau den Anweisungen der Telefonansage. Diese fordert Sie auf, die Sendetaste solange zu drücken bis die Karte piept und anschließend das Lautsprecherloch des Ereignisrekorders in einem gewissen Abstand an die Sprechmuschel zu halten. Hört die Karte auf zu piepen, folgen Sie erneut den Anweisungen Ihres Gesprächpartners. Das ausgedruckte EKG wird Ihrem behandelnden Arzt nach wenigen Tagen zugeschickt. Teilen Sie ihm auch mit, welche Beschwerden Sie zum Zeitpunkt der EKG-Aufnahme hatten.

Gelingt es nicht, die Herzrhythmusstörungen mit den bisher aufgelisteten Methoden zu dokumentieren, so besteht die Möglichkeit, einen Ereignisrekorder in örtlicher Betäubung durch einen kleinen Hautschnitt unter die Haut des Brustkorbes im Bereich des Herzens einzupflanzen (*implantieren*). Die Elektroden, die dabei die elektrischen Signale des Herzens aufnehmen, sind direkt auf dem Gerät angebracht.

Die implantierbaren Ereignisrekorder (Abb. 13) werden vor allem bei Patienten mit plötzlicher Bewusstlosigkeit (*Synkope*) eingesetzt, deren Ursache unklar ist. Sie wiegen weniger als 20 g, sind etwa 6 cm lang, 2 cm breit und 0,8 cm dick und überwachen kontinuierlich das EKG. Da die Speicherkapazität der Geräte nicht unbegrenzt ist, werden je nach Fabrikat immer nur die letzten 20 bis 40 Minuten des EKGs gespeichert. Der Betroffene startet die Speicherung durch ein Signal von außen, nachdem er das Bewusstsein wieder erlangt hat. Dank der Speicherung auf dem Er-

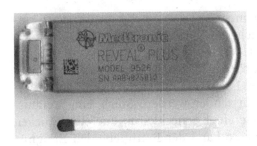

Abb. 13. Implantierbarer Ereignis-rekorder (Medtronic Reveal® Plus)

eignisrekorder kann dann das vor, während und nach den auftretenden Beschwerden aufgezeichnete EKG ausgewertet werden. Dieses Vorgehen ist ideal um festzustellen, ob eine Herzrhythmusstörung die Ursache für eine plötzliche Ohnmacht ist. Eine andere Möglichkeit, EKG-Ausschnitte zu speichern, ist die automatische Aktivierung des Speichers, wenn die Grenzen für eine vorgegebene Herzfrequenz unter- oder überschritten werden. Nach der Speicherung von EKG-Episoden suchen Sie Ihre Ärztin oder Ihren Arzt auf, der mit einem speziellen Gerät durch das Auflegen einer Empfangseinheit über dem implantierten Ereignisrekorder das gespeicherte EKG liest und analysiert.

Neben den implantierbaren Ereignisrekordern existieren auch externe Ereignisrekorder, die der Patient während des Überwachungszeitraumes am Handgelenk oder um die Taille trägt. Hier wird die Speicherung der EKG-Episode im Rahmen einer Ohnmacht durch Knopfdruck ausgelöst. Die externen Ereignisrekorder werden in der Regel für mehrere Wochen getragen. Die Datenabfrage erfolgt dann wie bei den implantierbaren Rekordern bei Ihrer Ärztin oder Ihrem Arzt.

▓ Da ein Ungleichgewicht der Blutsalze, eine zu hohe Dosierung von Medikamenten oder ein Zuviel an Schilddrüsenhormonen auch ein mögliche Ursache für Herzrhythmusstörungen darstellen, wird bei Ihnen noch eine **Blutentnahme** durchgeführt.

▓ Die **Ultraschalluntersuchung** des Herzens, die *Echokardiographie*, gibt keine direkte Auskunft über eine Herzrhythmusstörung, man kann lediglich erkennen, ob der Herzmuskel sich regelmäßig oder unregelmäßig kontrahiert. Demgegenüber lassen sich mit der Echokardiographie Aussagen über mögliche Ursachen der Herzrhythmusstörungen machen: Sehr gut eignet sich diese Untersuchungsmethode zur Beurteilung der Beweglichkeit der Herzklappensegel, zur Unterscheidung von Klappenfunktionsstörungen sowie zur Einstufung des Schweregrades von Herzklappenerkrankungen. Außerdem können auch Veränderungen, die durch Klappenfunktionsstörungen ausgelöst worden sind, festgestellt werden, wie z. B. die Vergrößerung der Herzhöhlen oder die Zunahme der Herzwanddicke. Eine weitere wichtige Größe, die sich mittels der Echokardiographie bestimmen lässt, ist die Herzfunktion, die Pumpkraft des Herzens. Diese kann durch eine langjährig bestehende Herzklappenerkrankung und/oder durch eine koronare Herzerkrankung reduziert sein.

■ Liegt im Rahmen der Abklärung einer Herzrhythmusstörung der begründete Verdacht auf eine koronare Herzerkrankung vor, dann wird eine **Herzkatheteruntersuchung** durchgeführt (Abb. 14). In lokaler Betäubung wird über die Beinschlagader in der Leiste ein ganz dünner Plastikschlauch (*Katheter*) bis zum Herzen vorgeschoben. Über den Katheter wird Kontrastmittel gespritzt, das beim Durchleuchten (Röntgen) sichtbar ist. Allergische Kontrastmittelreaktionen sind heutzutage selten. Allerdings kann die Gabe des Kontrastmittels bei einer bereits vorliegenden Einschränkung der Nierenfunktion zu einer vorübergehenden Verschlechterung derselben führen.

Über diesen Katheter gelangt das Kontrastmittel einerseits in die Herzkranzarterien (*Koronarangiographie*), andererseits in die linke Herzkammer. So können Verengungen oder Verschlüsse der Herzkranzarterien direkt nachgewiesen werden. Bei Herzklappenerkrankungen des linken Herzens kommt es zu einer typischen Veränderung der Art und Weise des Kontrastmittelflusses. Sind die Herzklappen erkrankt, dann ändern sich die Druckverhältnisse im Herzen. Man bestimmt mit dem Katheter in diesem Fall die Druckunterschiede der linken Herzhöhlen sowie Drucksprünge zwischen linker Hauptkammer und großer Körperschlagader. Die linke Hauptkammer muss bei einer schweren Aortenklappenverengung einen sehr viel höheren Druck aufbringen, damit das Blut

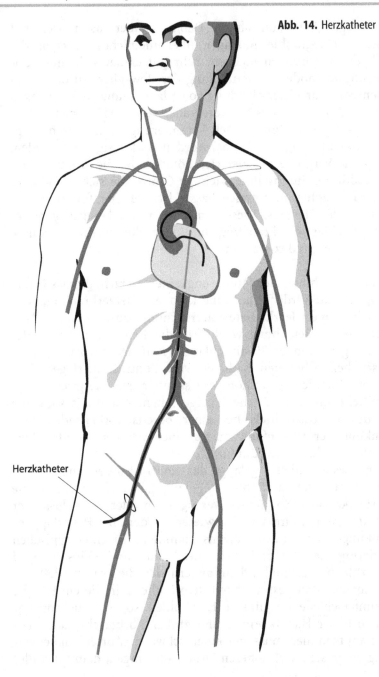

Abb. 14. Herzkatheter

Herzkatheter

die erkrankte Aortenklappe passieren kann. Der Druck, der dahinter in der Aorta gemessen wird, ist dann entsprechend niedriger als der in der linken Hauptkammer. Der so ermittelte Druckunterschied ist für die Beurteilung des Schweregrades der Herzklappenerkrankung von Bedeutung.

▓ Zur weiteren Abklärung von Ohnmachtsanfällen, die z. B. im Rahmen einer Fehlregulation des Kreislaufs auftreten, besteht die Möglichkeit, eine **Kipptischuntersuchung** durchführen. Bei dieser Untersuchung versucht man, die Bedingungen, unter denen es zum Ohnmachtsanfall kommt, nachzuahmen. Dazu wird der Betroffene auf einen Tisch gelegt und dieser dann um 60° aufgerichtet. Während einer Zeitspanne von einer dreiviertel Stunde bleibt der Tisch in dieser gekippten Position, und die Herzfrequenz sowie der Blutdruck werden unter ärztlicher Aufsicht kontrolliert. Dadurch lässt sich einschätzen, wie sich Blutdruck, Herzfrequenz und -rhythmus während einer Lageveränderung vom Liegen zum Stehen verhalten. Tritt nun unter diesen Bedingungen eine Ohnmacht auf, zeigt der gleichzeitig laufende Herzmonitor, ob der Bewusstseinsverlust durch eine Herzrhythmusstörung verursacht wurde.

▓ Zur Diagnosestellung einiger Herzrhythmusstörungen ist es erforderlich, die elektrischen Signale des Herzens direkt aus dem Herzen abzuleiten. Dazu wird eine **elektrophysiologische Herzkatheteruntersuchung**, abgekürzt *EPU*, durchgeführt. Das gilt insbesondere für die schnellen, auf Vorhofebene ausgelösten Herzrhythmusstörungen oder für die Kammerrhythmusstörungen. Wie bei der Herzkatheteruntersuchung wird meistens die rechte Leiste mit Desinfektionsmittel abgewaschen und der Patient mit sterilen Tüchern abgedeckt. Es folgt die örtliche Betäubung der Leiste. Mit einer Kanüle wird die Leistenvene angestochen (*punktiert*). Über diese Kanüle erfolgt nun die Platzierung eines Drahtes, der zunächst im Gefäß verbleibt. Nach Entfernung der Kanüle wird die Punktionsstelle der Leistenvene mit einem *Dilatator* (eine etwas dickere Plastikkanüle, die sich zur Spitze hin verjüngt) aufgedehnt. Der Dilatator wird wieder über den Draht herausgezogen. Nun schiebt man eine größere Plastikkanüle (*Schleuse*)

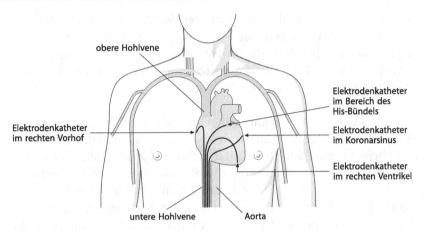

obere Hohlvene

Elektrodenkatheter
im Bereich des
His-Bündels

Elektrodenkatheter
im Koronarsinus

Elektrodenkatheter
im rechten Vorhof

Elektrodenkatheter
im rechten Ventrikel

untere Hohlvene   Aorta

Abb. 15. Elektrophysiologische Herzkatheteruntersuchung: Platzierung der Elektroden-katheter im Herzen

über den Dilatator und führt beides über den Draht erneut in das Gefäß ein. Die Schleuse besitzt ein Rückschlagventil, das verhindert, dass Blut aus der Vene herausläuft. Anschließend können der Draht und der Dilatator entfernt werden. Entsprechend der Anzahl der benötigten Untersuchungskatheter für die geplante Untersuchung werden noch weitere Schleusen in die Leistenvene gelegt. Über die Schleusen können nun die eigentlichen Elektrodenkatheter platziert werden. Unter Röntgenkontrolle werden so die Elektrodenkatheter in den rechten Vorhof, in die rechte Hauptkammer und zum His-Bündel, das oberhalb des Klappenrings der Trikuspidalklappe im Bereich der Vorhofscheidewand liegt, vorgeschoben (Abb. 15). Über die Mündungsstelle des Zusammenflusses der großen Herzvenen (Koronarsinus) im rechten Vorhof lässt sich auch ein Untersuchungskatheter in eine der großen Herzvenen einbringen (siehe Abb. 15). Die biegsamen Elektrodenkatheter sind mit Kunststoff ummantelte Elektroden, an deren Ende sich Elektrodenringe befinden, die es erlauben, die elektrischen Signale im Herzen abzuleiten (*intrakardiales EKG*). Dadurch lassen sich bestimmte Rhythmusstörungen, wie z.B. schnelle Vorhofrhythmusstörungen, genau unterscheiden. Mittels der Elektrodenkatheter können die elektrischen Eigenschaften des

Vorhofs, der atrioventrikulären Überleitung, zusätzlicher Leitungsbahnen und der Hauptkammer bestimmt werden. Ein weiterer Vorteil dieser Untersuchung ist es, dass sich die Herzrhythmusstörungen durch eine gezielte elektrische Stimulation über die Elektrodenkatheter auch auslösen und in der Regel wieder beenden lassen. Selten müssen bei einer EPU ausgelöste Herzrhythmusstörungen durch eine Strombehandlung von außen therapiert werden. Falls dies dennoch erforderlich ist, erhalten Sie eine Kurznarkose und spüren daher von der Strombehandlung nichts. Dabei spricht man von einer *Kardioversion*, wenn die Rhythmisierung des Herzens durch einen zum Pulsschlag des Herzens synchronisierten Stromschlag erfolgt und von einer *Defibrillation*, wenn die Rhythmisierung des Herzens durch einen zum Pulsschlag des Herzens nicht synchronisierten Stromschlag durchgeführt wird. Die Dauer einer EPU beträgt in der Regel um zwei Stunden und ist, bis auf den Stich zur örtlichen Betäubung in der Leiste, für Sie nicht mit Schmerzen verbunden. Natürlich kann es allerdings beim Auslösen der Herzrhythmusstörungen zu den Ihnen bereits vertrauten Beschwerden kommen.

Ist der Ursprung der Herzrhythmusstörung im Herzen gefunden, so kann im Rahmen einer *Katheterablation* eine Verödung des dafür verantwortlichen Gewebes durch die Wärme eines Radiofrequenzstromes vorgenommen werden. Dazu finden Thermoelektrodenkatheter Verwendung, die ebenfalls über eine Schleuse zum Ursprung der Herzrhythmusstörung im Herzen vorgeschoben werden. Auf die Ablation wird später noch einmal im Rahmen der Therapie von Herzrhythmusstörungen eingegangen (s. S. 57).

Manchmal löst der Herzmuskel Herzrhythmusstörungen im Bereich der linken Hauptkammer aus. In diesen Fällen muss ein Elektrodenkatheter über eine Schleuse in der Leistenarterie in die linke Hauptkammer platziert werden. Das Legen der Schleuse in die Leistenarterie geschieht im Prinzip genauso wie das Legen einer Schleuse in die Leistenvene.

Am Ende der Untersuchung werden die Katheter entfernt und die Schleusen gezogen. Um eine Nachblutung zu vermeiden, wird ein Druckverband angelegt. Sie haben noch für ein gewisse Zeit Bettruhe; auch das dient dazu, Blutungen aus den Punktionsstellen vorzubeugen.

Welche Therapiemöglichkeiten gibt es bei Herzrhythmusstörungen?

Ob eine Behandlung der Rhythmusstörung erforderlich ist oder nicht, hängt zunächst davon ab, wie gefährlich die Herzrhythmusstörung ist und weiterhin davon, ob der Betroffene von den Beschwerden nichtgefährlicher Rhythmusstörungen so beeinträchtigt wird, dass eine Therapie indiziert ist. Bei den harmlosen Rhythmusstörungen wie z. B. vereinzelten Extraschlägen des Herzens ist in der Regel eine Therapie nicht nötig. Gelegentlich auftretende Extraherzschläge bzw. die durch diese verursachte Unregelmäßigkeit des Pulsschlages haben Sie sicherlich auch schon bei sich beobachtet. Bei Sportlern liegt der Ruhepuls unterhalb der unteren Normgrenze, da ihr Herz durch das regelmäßige tägliche Training sich an die körperliche Mehrbelastung anpasst. Die niedrige Herzfrequenz ist Ausdruck dieser Anpassung. Bei Leistungssportlern ist ein Ruhepuls unter 40/min keine Seltenheit.

Bei der Betrachtung der Herzrhythmusstörungen muss also immer das Individuum, dessen mögliche Begleiterkrankungen und Lebensumstände betrachtet werden.

▦ Behandlung der Grunderkrankung

Da, wie wir nun schon wissen, verschiedene Erkrankungen die Ursache für Herzrhythmusstörungen sein können, ist die einfachste Behandlung dieser Herzrhythmusstörungen die Therapie der auslösenden Erkrankung. So wäre das z. B. beim Vorliegen einer Durchblutungsstörung des Herzens im Rahmen einer koronaren Herzerkrankung die Wiederherstellung einer ausreichenden Durchblutung durch eine Ballondilatation oder eine Bypassoperation. Ist eine schwere Herzklappenerkrankung für die Rhythmusstörung verantwortlich, so müsste zunächst eine Herzklappenoperation durchgeführt werden. Liegen andere Erkrankungen der inneren Organe vor, wie eine Fehlfunktion der Schilddrüse, eine Nierenschwäche mit Erhöhung des Kaliumgehaltes im Blut oder eine Lungenkrankheit, die dazu führt, dass die Sauerstoffversorgung im Blut nicht mehr ausreicht und somit zu Herzrhythmusstörungen führt, dann ist selbstverständlich zuerst die Behandlung dieser Krankheiten angezeigt. Oft ist nach Therapie der Grunderkrankung eine Rhythmustherapie nicht mehr erforderlich.

Nicht immer jedoch verschwinden die Herzrhythmusstörungen nach der Ausschaltung möglicher Grunderkrankungen, oder es liegen Herzrhythmusstörungen ohne auslösende Begleiterkrankungen vor. Existiert keine erkennbare Ursache für die Herzrhythmusstörung, dann spricht man von einer *idiopathischen* Herzrhythmusstörung.

Medikamentöse Therapie

Damit kommen wir nun zur Behandlung der Herzrhythmusstörungen mit *Antiarrhythmika*; das sind Medikamente, die den kranken Herzrhythmus wieder normalisieren sollen. Reicht die Therapie mit einem Antiarrhythmikum allein nicht aus, so wird es mit einem weiteren Antiarrhythmikum kombiniert. Je nach ihrer elektrischen Wirkweise werden die Antiarrhythmika in vier verschiedene Klassen eingeteilt.

Die *erste Klasse* der Antiarrhythmika beeinflusst direkt die Ionenbewegungen an der Zellwand der Herzmuskelzellen. Dadurch wird eine Normalisierung des Herzrhythmus erreicht. Zu diesen Antiarrhythmika zählen Medikamente wie Chinidin, Procainamid, Ajmalin, Disopyramid, Lidocain, Mexiletin, Flecainid oder Propafenon. Diese Medikamente können sowohl bei Vorhofrhythmusstörungen als auch bei Rhythmusstörungen der Hauptkammern (ventrikuläre Herzrhythmusstörungen) eingesetzt werden.

Wie kann man sich die Ionenbewegungen und die damit verbundene elektrische Aktivität einer Herzmuskelzelle vorstellen? Für die elektrische Aktivität der Reizleitungsbahnen, die für einen regelmäßigen Pulsschlag verantwortlich ist, sind Veränderungen der elektrischen Ladungen zwischen dem Zellinneren und dem -äußeren ursächlich. Das Gleiche gilt für die elektrische Aktivität, die für eine geordnete Kontraktion der Herzmuskelzellen sorgt.

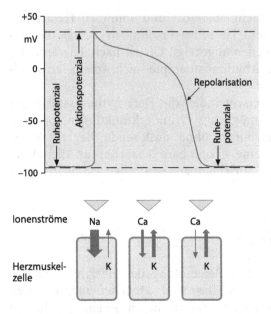

Abb. 16. Darstellung des Ruhe- und Aktionspotenzials einer Herzmuskelzelle sowie der dafür verantwortlichen Ionenströme. Das Ruhepotenzial beträgt hier etwa −100 mV und wird durch den schnellen Natriumioneneinstrom in ein Aktionspotenzial von etwa +40 mV umgewandelt. Es folgt der langsame Kalziumioneneinstrom. Parallel dazu nimmt der Kaliumionenauswärtsstrom zu, sodass dadurch das Membranpotenzial der Herzmuskelzelle wieder negativ wird und seinen Ausgangswert erreicht, also wieder ein Ruhepotenzial vorliegt. Diese Phase wird auch Repolarisation genannt. (*Na* Natriumionen, *Ca* Kalziumionen, *K* Kaliumionen)

Ionen sind kleinste Teilchen, die entweder eine positive oder eine negative Ladung besitzen. Die Zellmembran hat die Aufgabe, das Ein- und Ausströmen dieser Ionen zu kontrollieren. Das geschieht durch Veränderung der Ionenleitfähigkeit, Ionenströme sowie Ionenpumpen. Im Ruhezustand der Herzmuskelzelle liegt ein negatives Potenzial vor, d. h. es sind innerhalb der Zelle mehr negative Ladungen als außerhalb. Man spricht hier von einem *Ruhepotenzial* (Abb. 16). Wird die Herzmuskelzelle elektrisch aktiviert, so kommt es durch eine Erhöhung der Ionenleitfähigkeit für Natriumionen zu einer Veränderung der Ionenkonzentration im Zellinneren. Aufgrund des starken Natriumionen-Einwärtsstromes –

Natriumionen besitzen eine positive Ladung – wird das elektrische Potenzial der Herzmuskelzelle positiv. Es liegt dann ein *Aktionspotenzial* vor (siehe Abb. 16). Im Zusammenhang damit erhöht sich auch die Kalziumkonzentration in der Herzmuskelzelle. Kalzium ist sehr wichtig für die Kontraktion. Bei der Umwandlung des Aktionspotenzial in ein *Ruhepotenzial* – man nennt diesen Vorgang *Repolarisation* – spielen Kaliumionen, die aus der Zelle ausströmen, eine entscheidende Rolle. Befindet sich eine Herzmuskelzelle in der Phase der Repolarisation, so ist zunächst keine Neuerregung möglich (*absolute Refraktärzeit*). Das ändert sich jedoch im Verlauf der Repolarisation, sodass sie dann durch weitere elektrische Reize wieder erregt werden kann (*relative Refraktärzeit*). Durch die lang dauernde Refraktärzeit wird die Herzmuskulatur vor einer zu schnellen Wiedererregung geschützt, die ihre Pumpfunktion beeinträchtigen könnte.

■ Zur **zweiten Klasse** der antiarrhythmisch wirkenden Medikamente gehören die Betablocker. Das sind Medikamente, deren Wirkstoffname mit „olol" endet, wie Metoprolol oder Propanolol. Ihre Wirkung beruht darauf, dass sie Rezeptoren (Betarezeptoren) am Herzen blockieren. Diese Rezeptoren können durch das Stresshormon *Adrenalin* oder durch Botenstoffe von Nervenzellen aktiviert werden. Werden sie jedoch durch Betablocker blockiert, dann führt dies zu einer Senkung der Herzfrequenz und zur Verminderung der elektrischen Erregbarkeit des Herzens. Klasse-II-Antiarrhythmika eignen sich somit zur Behandlung von schnellen Vorhofrhythmusstörungen. Durch die Weitstellung der Körperschlagadern wird der Blutdruck gesenkt, sodass sie auch bei der Therapie des Bluthochdrucks Anwendung finden. Zusätzlich wird die Pumpkraft des Herzens vermindert und dadurch der Sauerstoffbedarf reduziert, was vor allem bei der Behandlung der koronaren Herzerkrankung von Bedeutung ist.

Eine Nebenwirkung der Betablocker ist eine mögliche negative Auswirkung auf die männliche Potenz. Vorsicht ist auch geboten bei der Verordnung von Betablockern bei Patienten, die an einer Durchblutungsstörung der Beine (*periphere arterielle Verschlusskrankheit*) leiden sowie bei Patienten mit anfallsweiser Atemnot durch eine Verengung der Atemwege im Rahmen einer Überempfindlichkeitsreaktion (*Asthma bronchiale*). Diese Krankheiten können durch eine Betablockertherapie verstärkt werden.

█ Die normalisierende Wirkung der Medikamente der **dritten Klasse** auf den Herzrhythmus beruht auf der Hemmung des Kaliumausstroms aus der Zelle während der Phase der Repolarisation (siehe Abb. 16). Dadurch wird die Phase bis zur nächsten elektrischen Erregung verlängert, der Herzschlag wird langsamer. Zu dieser Medikamentengruppe zählt z.B. das Amiodaron, das strukturelle Ähnlichkeiten mit dem Schilddrüsenhormon aufweist. Daher ist bei bekannter Schilddrüsenerkrankung Vorsicht geboten. Das Sotalol, ein Betablocker, lässt sich ebenfalls dieser Klasse zuordnen, besitzt allerdings auch betarezeptorenblockertypische Eigenschaften wie die Blutdrucksenkung. Eingesetzt werden diese Medikamente zur Therapie von schnellen Vorhofrhythmusstörungen wie dem Vorhofflimmern oder bei Kammerrhythmusstörungen.

█ Zur **vierten Klasse** zählen Substanzen, die den Kalziumeinstrom in die Zellen hemmen. Sie werden als *Kalziumantagonisten* („Kalziumgegenspieler") bezeichnet. Auf den Herzrhythmus wirkende Kalziumantagonisten sind das Verapamil und das Diltiazem.

Durch eine Reduktion der Erregungsbildung und Erregungsausbreitung haben diese Wirkstoffe eine Siebfunktion, d.h. bei schnellen Vorhofrhythmusstörungen bewirken sie, dass hohe Vorhoffrequenzen nicht ungebremst auf die Kammer weitergeleitet werden. Zusätzlich löschen sie einen Reizwiedereintritt bei Reentry-Tachykardien aus und werden deswegen zur Therapie von plötzlich auftretenden supraventrikulären Tachyarrhythmien eingesetzt. Kalziumantagonisten können aufgrund der Blockierung des Kalziumeinstroms die Kalziumkonzentration in der Herzmuskelzelle reduzieren und dadurch die Kontraktilität, also die Pumpkraft, des Herzens herabsetzen. Des Weiteren wirken sie auf die Gefäßmuskulatur erschlaffend, sodass es zu einem Blutdruckabfall kommen kann.

Auch die **Natur** hat Pflanzen, die Wirkstoffe besitzen, welche sich auf den Herzrhythmus auswirken. So lässt sich aus der Pflanze Fingerhut ein Wirkstoff gewinnen, der *Digitalis* heißt. Digitalis dient bereits seit mehr als zwei Jahrhunderten zur Therapie eines schwachen Herzens. Eine andere Verwendung findet Digitalis bei tachykarden Vorhofrhythmusstörungen, da es die schnelle Überleitung der Vorhoffrequenz auf die Kammern durch die Unterstützung der bremsenden Eigenschaft des AV-Knotens verhindert.

Atropin, ein Wirkstoff aus der Atropa belladonna, der Tollkirsche, ist sicherlich vielen bekannt. Es verursacht neben einem Anstieg der Herzfrequenz unter anderem auch eine Pupillenerweiterung, Mundtrockenheit, Seh- und Blasenentleerungsstörungen. Atropin wird aufgrund seiner frequenzsteigernden Wirkung bei langsamen Herzrhythmusstörungen eingesetzt.

Natürlich hat jedes Medikament mehr oder weniger **Nebenwirkungen,** sodass der Nutzen und mögliche Nebeneffekte der Antiarrhythmika gegeneinander abzuschätzen sind. Aufgrund ihrer Wirkmechanismen wird nun auch klar, warum diese Medikamente nicht nur Herzrhythmusstörungen normalisieren, sondern auch solche auslösen können. Nicht selten sind es also Herzrhythmusmedikamente selbst, die zu Herzrhythmusstörungen führen. In diesen Fällen sollte dann die Dosierung des Medikamentes überprüft bzw. verringert oder das Medikament ganz abgesetzt und ein anderes verordnet werden.

Damit die Antiarrhythmika ihre Wirkung voll entfalten können, sind **ausgeglichene Blutsalzspiegel** Voraussetzung. Zu niedrige Blutsalzspiegel sollten dann durch die Einnahme von Kalium- und/oder Magnesiumtabletten auf den Normalwert angehoben werden. Ein Zuviel an Blutsalzen ist ebenfalls auszugleichen, etwa ein lebensbedrohlich hoher Kaliumspiegel. Lässt sich dieser nicht medikamentös senken, so kann unter Umständen auch eine notfallmäßige Blutwäsche (*Dialyse*) erforderlich werden. Natürlich gilt es auch hier, die Ursachen, die zur Blutsalzverschiebung geführt haben, zu finden, um diese zu behandeln.

Ebenso wichtig ist die **regelmäßige Einnahme** der Antiarrhythmika, genauso wie sie Ihre Ärztin oder Ihr Arzt verordnet hat.

Wenn Sie einmal eine Tabletteneinnahme vergessen haben, dann sollten sie nicht beim nächsten Mal die doppelte Dosierung schlucken, da dann die Wirkung zu stark sein kann und schwere Nebenwirkungen ausgelöst werden können. Auch empfiehlt es sich, Herzrhythmusmedikamente nicht eigenmächtig abzusetzen, da manche dieser Medikamente „ausgeschlichen" werden müssen (langsame Dosisreduzierung), damit nicht erneute Herzrhythmusstörungen entstehen.

Bei einigen Medikamenten ist es sogar erforderlich, regelmäßig die Medikamentenkonzentration im Blut, den so genannten *Blutspiegel*, zu bestimmen. Dazu zählt z. B. Digitalis.

▓ Blutverdünnung bei Herzrhythmusstörungen

Bei einigen Herzrhythmusstörungen ist die Einnahme von blutverdünnenden Medikamenten, wie z. B. *Marcumar*, indiziert. Dabei hat Marcumar keine Auswirkung auf die Herzrhythmusstörung selbst, vielmehr soll es mögliche Komplikationen als Folge der Herzrhythmusstörung verhindern. So können sich bei Vorhofflimmern oder -flattern durch die unregelmäßigen Vorhofaktionen und den dadurch bedingten verlangsamten Blutfluss in den Vorhöfen Blutgerinnsel (*Thromben*) bilden. Diese Gerinnsel sind gefährlich. Werden sie als *Emboli* mit dem Blutstrom weggeschwemmt, können sie zu einem bedrohlichen Gefäßverschluss führen. Geschieht dies z. B. im Gehirn, dann kann sich das mit dem Bild eines Schlaganfalls (*Apoplex*) äußern. Gefährlich ist es auch, wenn die Gerinnsel in die Schlagadern des Darms kommen und dort eine Durchblutungsstörung verursachen (*Darmischämie*), die operativ behandelt werden muss.

Durch die Einnahme von Marcumar wird die Blutgerinnung gehemmt und damit auch die Bildung von Gerinnseln in den Vorhöfen. Dabei verzögert Marcumar die Blutgerinnung, hebt sie in aller Regel jedoch nie ganz auf. Die Dosierung von Marcumar bestimmt darüber, wie stark oder schwach die Hemmung der Blutgerinnung ist. Daher ist verständlich, dass regelmäßige Blutkontrollen zur Überwachung des Blutgerinnungswertes unabdingbar sind. Wichtig ist auch die regelmäßige Einnahme der Tabletten, um große Schwankungen der Blutgerinnungshemmung zu verhindern. Es empfiehlt sich, Marcumar abends vor dem Zubettgehen einzunehmen. Falls Sie die Einnahme an einem Abend vergessen haben, so erhöhen Sie auf keinen Fall am nächsten Abend die Dosis auf das Doppelte, denn das könnte zu schwerwiegenden Blutungskomplikationen führen. Fragen Sie Ihren Arzt, er wird Ihnen sagen, wie Sie sich verhalten sollen.

■ **Wie verhalte ich mich bei Verletzungen?** Wenn Sie Marcumar einnehmen, bluten kleine und alltägliche Verletzungen meistens etwas länger als normal. Das ist jedoch kein Grund zur Beunruhigung. Da die Blutgerinnung bei guter Einstellung nicht völlig aufgehoben ist, dauert es nur etwas länger, bis sich ein Blutgerinnsel zur Abdichtung der Blutungsquelle bildet. So kann auch Zahnfleischbluten nach kräftigem Zähneputzen etwas länger und stärker anhalten; wenn man sich stößt, bekommt man eher blaue Flecken, und bei Frauen kann die Regelblutung verstärkt sein. Unter der Marcumar-Therapie ist das normal, und es besteht kein Anlass zur Sorge.

Bei folgenden Beschwerden müssen Sie jedoch unverzüglich Ihren Arzt aufsuchen oder, falls dieser nicht erreichbar ist, das nächste Krankenhaus:
- stärkere Blutungen,
- intensive Blutungen aus Nase und Mund,
- rötliche bis schwärzliche Verfärbung des Urins,
- pechschwarze Verfärbung des Stuhlgangs (Teerstuhl),
- Bluterbrechen oder Bluthusten,
- Sehstörungen, Sprachstörungen,
- Gefühlsstörungen oder Lähmungserscheinungen der Arme oder Beine.

Die Ursache dieser Blutungen ist meist eine Überdosierung von Marcumar und damit die Hemmung der Blutgerinnung über das erforderliche Maß hinaus.

■ **Wie wirkt Marcumar?** Die hemmende Wirkung von Marcumar auf die Blutverdünnung geschieht durch die Verdrängung des Vitamins K in der Leber. Man bezeichnet das Marcumar daher auch als Vitamin-K-Antagonist. Vitamin K ist erforderlich für die natürliche Bildung von Blutgerinnungsfaktoren in der Leber.

▪ Ist die Wirkung von Marcumar beeinflussbar? Essen Sie vermehrt Vitamin-K-reiche Lebensmittel, so wird dadurch die Wirkung von Marcumar abgeschwächt. Das Vitamin K ist ein natürlicher Gegenspieler von Marcumar. Vitamin-K-reiche Lebensmittel sollten deshalb nur in kleinen Mengen verzehrt werden. Der Vitamin-K-Gehalt von Lebensmitteln wird als hoch bezeichnet, wenn er über 0,1 mg/100 g Lebensmittel liegt, der mittlere Bereich liegt bei 0,01–0,1 mg/100 g Lebensmittel, und von einem niedrigen Vitamin-K-Gehalt spricht man bei Werten unter 0,01/100 g Lebensmittel.

Einen hohen Vitamin-K-Gehalt besitzen Gemüse wie z.B. Sauerkraut, Spinat, Blumenkohl, Rosenkohl, Rotkohl, Weißkohl, Broccoli und Kopfsalat, sowie alle Innereien, vor allem die Leber vom Kalb, Rind und Huhn, Schweinefleisch, fettes Rindfleisch, Hammel und Lamm. Einen mittleren Vitamin-K-Gehalt findet man bei Kartoffeln, Weizen- und Vollkornprodukten, Bohnen, Erbsen und Erdbeeren. Niedrig ist der Vitamin-K-Gehalt bei Tomaten, Honig, Haferkorn, Vollei und bei der Kuhmilch.

Vor diesem Hintergrund wird verständlich, dass Vegetarier wahrscheinlich mehr Marcumar einnehmen müssen.

Zusätzlich können zahlreiche Erkrankungen und verschiedene Medikamente die Wirkung von Marcumar abschwächen oder verstärken. Informieren Sie sich vorher bei Ihrem Arzt, ob ein neues Medikament mit Marcumar in Wechselwirkung tritt.

▪ Wie verhält es sich mit Alkohol und Nikotin? Alkohol in mäßigen Mengen beeinträchtigt die Hemmung der Blutgerinnung kaum. Darüber hinaus bewirken größere Alkoholmengen eine verstärkende Wirkung von Marcumar. Zusätzlich begeben Sie sich alkoholisiert in eine größere Verletzungsgefahr, die schwere Blutungen zur Folge haben könnte.

Das Rauchen erhöht die Blutgerinnung. Auch aus diesem Grunde sollten Sie auf Nikotin verzichten.

▪ Was sollte ich über die Gerinnungswerte wissen? Die gerinnungshemmende Wirkung von Marcumar kann als Quick- oder INR-Wert bestimmt werden. Der *Quick-Wert* wird in Prozent angegeben. Bei einer normalen Gerinnungsfunktion beträgt er 100%, wobei Werte von 70–130% noch im Bereich der Toleranzspanne liegen, die als normale Gerinnung zählt. Da in den Labors zur Bestimmung des Quick-Werts unterschiedliche Reagenzien benutzt werden, sind die Quick-Werte verschiedener Labors nicht vergleichbar. Die Weltgesundheitsorganisation (WHO) hat deshalb nach einem Wert gesucht, der es erlaubt international Gerinnungswerte vergleichen zu können. So entstand der „International Normalized Ratio", abgekürzt INR. Die gemessene Gerinnungszeit wird dabei in Verhältnis zur Gerinnungszeit eines Gesunden gesetzt (Gerinnungsrate). Beträgt die normale Gerinnungszeit 12 Sekunden und die des Patienten 24 Sekunden, so errechnet sich der INR-Wert, indem man den Wert des Patienten durch die normale Gerinnungszeit dividiert (24:12 = 2). Der INR-Wert ist in unserem Beispiel 2, das bedeutet, dass die Zeitspanne bis zur Bildung eines Blutgerinnsels verdoppelt ist. Ein INR-Wert von 1 entspricht demnach einer normalen Gerinnung.

Den für Sie richtigen INR-Wert teilt Ihnen Ihr Arzt mit.

■ **Gibt es Möglichkeiten, die mich unabhängiger von den Gerinnungskontrollen des Blutes beim Arzt machen?** In der letzten Zeit nutzen immer mehr Patienten die Gerinnungsselbstkontrolle, um unabhängig von Laboruntersuchungen und Arztterminen leben zu können. Das erhöht die Lebensqualität und gibt Sicherheit. Die Gerinnungsselbstkontrolle kann mit der Blutzuckerselbstbestimmung bei Blutzuckerkranken verglichen werden: Sie schieben einen Teststreifen in das handliche Gerinnungsmessgerät ein. Mit einem einzigen Bluttropfen aus der Fingerkuppe, der auf den Teststreifen aufgetragen wird, zeigt Ihnen das Gerät nach etwa einer Minute das Ergebnis an. Die Gerinnungsselbstkontrolle erlaubt Ihnen, Ihren Gerinnungswert flexibel an jeweilige Situationen anzupassen. Das ist auch der Grund, warum die Werte von Patienten, die selbst Ihre Gerinnung überprüfen, häufiger, nämlich zu 80–90% in dem angestrebten Messwertbereich liegen; ansonsten wird dieser Bereich deutlich weniger, etwa zu 50–60%, erreicht. Je genauer der Gerinnungswert im angestrebten therapeutischen Bereich liegt, um so geringer ist die Gefahr von Komplikationen der Marcumar-Therapie: Bei unzureichender Hemmung der Gerinnung kommt es zur Gerinnselbildung mit den entsprechenden Folgen einer möglichen Embolie (Verschleppung der Gerinnsel in Körperblutgefäße), bei überschießender Gerinnungshemmung zu schwerwiegenden Blutungskomplikationen. Bei Patienten mit Vorhofflimmern sollte der INR-Wert 2,5 betragen. Bei zusätzlichen Risikofaktoren für eine Thrombembolie – zur Erinnerung: Sich bildende Blutgerinnsel gelangen vom Ort ihrer Entstehung mit dem Blutstrom in andere Schlagadern – muss der INR-Wert individuell angepasst werden.

Bevor Sie mit der Gerinnungsselbstbestimmung zu Hause beginnen, werden Ihnen in einer Schulung die wesentlichen Zusammenhänge zwischen Blutgerinnung, Störungen in Folge von Erkrankungen und Ihrer Therapie mit dem Marcumar vermittelt. Dabei zeigt man Ihnen auch, wie Sie das Messen des INR-Werts korrekt handhaben. Anschließend bekommen Sie ein Schulungszertifikat, das zur Zeit die Voraussetzung für die Übernahme der Kosten durch die gesetzlichen Krankenkassen ist. Neben diesem Zertifikat benötigen Sie zusätzlich noch eine ärztliche Bescheinigung über die Notwendigkeit der langfristigen Gerinnungshemmung.

▓ **Wie oft muss der Gerinnungswert bestimmt werden?** Am Anfang sind zunächst mehrere Kontrollen in kurzen Abständen nötig, bis der INR-Wert den Zielbereich erreicht hat. Ist der INR-Wert gut eingestellt, dann reicht bei Patienten, die den Gerinnungswert nicht selbst bestimmen, in der Regel die Blutuntersuchung beim Hausarzt in ein- bis zweiwöchentlichen Abständen.

Kontrollieren Sie Ihren Gerinnungswert selbst, dann geschieht dies in der ersten Zeit auch noch in Zusammenarbeit mit Ihrem Arzt. Dabei werden Sie sicher im Umgang mit der INR-Selbstbestimmung und der Marcumar-Dosierung. Hält sich Ihr INR-Wert im Zielbereich, dann reichen meistens eine bis zwei Messungen pro Woche. Sie sollten dennoch mit Ihrem Arzt in zeitlichen Abständen von drei bis sechs Monaten noch eine Laborkontrolle vereinbaren, die Ihnen eine zusätzliche Sicherheit gibt, dass die Messwerte, die Sie zu Hause ermitteln, auch korrekt sind.

Der Vorteil der Selbstbestimmung ist, dass Sie immer eine sofortige INR-Kontrolle durchführen können, falls es zu Abweichungen Ihrer sonstigen Lebensgewohnheiten kommt. Auf diese Veränderungen können Sie dann, wenn nötig, entsprechend mit einer Änderung der Marcumar-Dosierung reagieren.

Am besten ist es, wenn Sie mit Ihrem Arzt Ihren individuellen Rhythmus der jeweiligen Laborkontrollen festlegen.

■ **Reisen und Marcumar?** Wenn Sie eine Reise planen, dann sollten Sie diese mit Ihrer Hausärztin oder Ihrem Hausarzt besprechen. Wichtig ist, dass Sie eine ausreichende Menge Marcumar mitnehmen. Natürlich müssen Sie auch sicherstellen, dass Sie genügend Material für die Gerinnungsselbstkontrolle dabei haben. Bestimmen Sie Ihren Gerinnungswert nicht selbst, so sollte gewährleistet sein, dass Sie gute ärztliche Kontrollmöglichkeiten im jeweiligen Reiseland vorfinden. Generell ist es immer besser, Reiseländer mit gemäßigtem Klima und guter Versorgung für den Notfall zu bevorzugen. Sie sollten auch daran denken, dass ein anderes Klima und die fremde Küche ferner Länder ebenfalls zu Schwankungen der Gerinnung führen können.

Dann aber dürfte Ihrer Reise nichts mehr im Wege stehen.

■ **Operationen und Marcumar?** Falls bei Ihnen unter Marcumar-Therapie eine Operation erfolgen muss, so besprechen Sie das Vorgehen mit Ihrem Arzt. Manche kleinere Eingriffe können auch ohne eine Unterbrechung der Marcumar-Therapie durchgeführt werden. Handelt es sich um einen größeren Eingriff, dann werden Sie je nach Art der Operation schon einige Tage vor der Operation in das Krankenhaus aufgenommen, um Sie von Marcumar auf ein anderes gerinnungshemmendes Medikament, das Heparin, umzustellen.

Durch die Gabe von Vitamin K (Konakion) kann die Wirkung von Marcumar abgeschwächt werden. Bis das Vitamin K als Gegenmittel wirkt, vergehen allerdings Stunden.

Ist eine Blutung durch die Marcumar-Therapie so schwer, dass eine schnelle Normalisierung der Gerinnung erforderlich ist, oder muss eine Notfalloperation durchgeführt werden, können Gerinnungsfaktoren langsam über die Vene gespritzt werden.

Wenn Sie Marcumar einnehmen, dann dürfen Ihnen auch keine Spritzen in die Muskulatur gegeben werden, da es hier zu ausgedehnten Blutergüssen im Muskel kommen kann.

▧ **Schwangerschaft und Marcumar?** Wenn es möglich ist, sollte eine Schwangerschaft unter Marcumar vermieden werden, da es durch Marcumar zu Fehlbildungen des Kindes, Blutungen und Totgeburten kommen kann. Auch in der Stillzeit ist es besser, wenn die Mutter kein Marcumar einnimmt, obwohl das Marcumar praktisch nicht in die Muttermilch gelangt.

Lesen Sie die Packungsbeilage des Ihnen verordneten gerinnungshemmenden Medikaments aufmerksam durch. Es ist darin noch einmal aufgelistet, was Sie beachten sollten und wie Sie sich z. B. bei einer Schwangerschaft und der Stillzeit verhalten sollen. Falls Sie unter einer Marcumar-Therapie schwanger werden sollten, suchen Sie bitte unverzüglich Ihren Arzt auf. Er wird mit Ihnen das weitere Vorgehen ausführlich besprechen.

▧ **Sport und Marcumar?** Geeignete Sportarten sind Ausdauersportarten wie z. B. Fahrradfahren, Wandern, Joggen, Schwimmen, Skilanglauf oder Tanzen. Abzuraten ist vor Sportarten mit Schnellkraft und einem Kampfcharakter wie z. B. Boxen. Hier ist das Risiko einer Verletzung zu hoch. Beim Fußball streiten sich die Gemüter, denn auch hier kann ein Ball, der einen Marcumar einnehmenden Fußballspieler am Kopf trifft, zu schweren Blutungen im Bereich des Schädelinnern führen, bei Gelenkverletzungen können Einblutungen in das betreffende Gelenk auftreten. Sie sollten selbst abwägen, ob Ihnen dieses Risiko nicht zu hoch ist.

Vergessen Sie nicht: Wenn Sie noch Fragen haben, können Sie sich immer an Ihren behandelnden Arzt wenden. Er wird Ihnen sicher gerne mit Rat und Tat zur Seite stehen.

Damit der Arzt und Sie selbst eine gute Kontrolle über die Einstellung des Gerinnungswerts haben, wird Ihnen ein Marcumar-Ausweis ausgestellt, den Sie immer bei sich haben sollten. Dasselbe trifft auf das Marcumar-Notfallkärtchen zu, das Sie am besten bei Ihren Papieren aufbewahren, sodass z. B. bei einem Unfall der behandelnde Arzt gleich Bescheid weiß.

▨ Elektrischer Stromstoß

Tritt das Vorhofflimmern bei Ihnen neu auf und lässt es sich nach begonnener medikamentöser Therapie nicht in einen Sinusrhythmus überführen, so kann man eine elektrische Konversion des Herzrhythmus durchführen. Vorher muss jedoch mit einer Herzultraschalluntersuchung ausgeschlossen werden, dass sich auf Vorhofebene Thromben (Blutgerinnsel) befinden. Die Thromben im Vorhof können sich sonst nach der Normalisierung des Herzrhythmus durch die nun wieder geordnete Vorhofkontraktion lösen und eine Embolie verursachen. Daher ist ein Schluckecho, eine *transösophageale Herzultraschalluntersuchung*, abgekürzt *TEE*, erforderlich. Die Abkürzung „TEE" leitet sich aus der amerikanischen Bezeichnung *„transesophageal echocardiography"* ab. Dazu wird die Ultraschallsonde geschluckt, ähnlich einer Magenspiegelung. Diese Untersuchung erlaubt eine bessere Aussage über das Vorhandensein von Vorhofthromben und wird daher der Herzultraschalluntersuchung durch den Brustkorb von außen (*transthorakale Herzultraschalluntersuchung*) den Vorzug gegeben.

Damit Sie von der Strombehandlung nichts spüren, erhalten Sie eine Kurznarkose. Dann erfolgt die so genannte **Kardioversion**, bei der die Rhythmisierung des Herzens durch einen zum Pulsschlag synchronisierten Stromschlag erreicht werden soll. Meistens lässt sich der Herzrhythmus durch die Kardioversion wieder in einen Sinusrhythmus überführen. Manchmal gelingt es jedoch auch nicht, den unregelmäßigen Herzschlag mit einem elektrischen Stromstoß wieder zu rhythmisieren. Gelegentlich kann ein nach der Kardioversion vorhandener Sinusrhythmus auch wieder in Vorhofflimmern umspringen.

▨ Bei Kammerflattern oder -flimmern ist eine schnellstmöglichste **Defibrillation** die Therapie der Wahl (Abb. 17a). Je nachdem, ob der Betroffene noch bei Bewusstsein ist oder nicht, wird eine Kurznarkose eingeleitet. Die Rhythmisierung des Herzens geschieht hier durch einen zum Pulsschlag des Herzens *nicht* synchronisierten Stromschlag. Die schnellen Herzrhythmusstörungen der Herzkammern stellen immer eine lebensbedrohliche Situation dar. Es ist wichtig, unverzüglich zu handeln und die lebensrettenden Maßnahmen sofort einzuleiten.

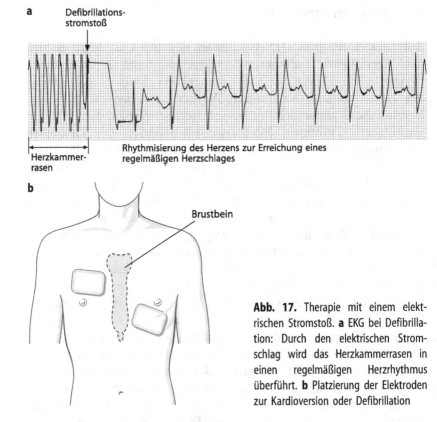

a Defibrillations-
stromstoß

Herzkammer-
rasen

Rhythmisierung des Herzens zur Erreichung eines
regelmäßigen Herzschlages

b

Brustbein

Abb. 17. Therapie mit einem elektrischen Stromstoß. **a** EKG bei Defibrillation: Durch den elektrischen Stromschlag wird das Herzkammerrasen in einen regelmäßigen Herzrhythmus überführt. **b** Platzierung der Elektroden zur Kardioversion oder Defibrillation

Die Kardioversion oder Defibrillation wird mit einem so genannten *Defibrillator* durch Aufbringen von Plattenelektroden durchgeführt (Abb. 17 b).

Bei Schrittmacherträgern werden die Plattenelektroden entgegengesetzt dem Verlauf der Schrittmachersonden aufgebracht. Dadurch wird eine Überhitzung der Schrittmachersonden und die Gefahr des Durchbohrens (*Perforation*) der Schrittmachersonde durch die Wand der Herzkammer mit nachfolgender Blutung in den Herzbeutel verhindert.

Über die Plattenelektroden wird aus Kondensatoren mit einer Energie von etwa 100 bis 360 Joule ein Gleichstrom entladen, der den Herzrhythmus wieder normalisieren soll. Während der

Stromabgabe ist eine Berührung des Patienten unbedingt zu vermeiden, da sonst die Gefahr besteht, dass der abgegebene Strom durch den Kontakt zum Patienten bei der betreffenden Person selbst zu Herzrhythmusstörungen führt. Die Defibrillatoren sind auch mit einen EKG-Monitor ausgestattet. Das EKG des Patienten kann dabei mit separaten EKG-Elektroden registriert oder direkt über die Plattenelektroden gelesen werden.

Bei einigen Herzrhythmusstörungen und Herzerkrankungen ist es erforderlich, einen *Kardioverter-Defibrillator* einzupflanzen. Er hat das Aussehen eines Schrittmachergehäuses, nur dass er etwas größer und dicker ist. Diese implantierbaren Kardioverter-Defibrillatoren werden nach dem englischen Fachausdruck auch als *„automatic implantable cardioverter-defibrillator"*, abgekürzt *AICD*, bezeichnet. Auf die AICD sowie ihre Implantation wird später in einem eigenen Kapitel noch näher eingegangen.

▨ **Ablation**

Im Rahmen der elektrophysiologischen Untersuchung haben wir schon von der Katheterablation gesprochen (s. S. 41). Ist der Ursprung der Herzrhythmusstörung im Herzen durch die elektrophysiologische Untersuchung lokalisiert, kann im Rahmen einer Ablation eine Verödung des die Störung verursachenden Gewebes durch die Wärme eines Radiofrequenzstromes vorgenommen werden. Dazu wird der Ablationskatheter an seiner Spitze auf maximal 60 Grad Celsius für eine Dauer von wenigen Sekunden bis zu zwei Minuten erhitzt. Dieser Vorgang wird mehrmals wiederholt.

Das Prinzip der Gewebsschädigung bei der Therapie mit Radiofrequenzstrom beruht darauf, dass durch die Erhitzung den Herzmuskelzellen Wasser entzogen wird. Die abladierten Herzmuskelzellen sterben nicht nur durch die Entwässerung, sondern auch durch die Folgen der Erhitzung. Wie auf S. 41 beschrieben, werden dabei Thermoelektrodenkatheter verwendet, die über eine Schleuse in der Leiste unter Röntgendurchleuchtung zum Ursprungsort der Herzrhythmusstörung im Herzen vorgeschoben werden. Die Gewebsläsion wird im Wesentlichen aufgrund der Fortleitung der Wärme durch einen biegsamen Thermoelektrodenkatheter zum Herzmuskel verursacht. Dabei ist das Ausmaß der Gewebsschädigung vom Durchmesser der Elektrode sowie von der entstehenden Temperatur abhängig. Gelegentlich berichten die Patienten während der Phase der Stromabgabe über ein Brennen im Bereich der Brust oder einen leichten Schmerz. In der Regel sind jedoch keine schmerzlindernden Medikamente erforderlich. Falls Sie trotzdem ein Medikament gegen Schmerzen oder zur Beruhigung wünschen, wird Ihrem Wunsch entsprochen. Die Dauer der Ablation kann von einer Stunde bis zu mehreren Stunden betragen, je nachdem, wie schnell der Ursprungsort der Herzrhythmusstörung mit dem Katheter erreicht werden kann.

Waren die verödeten Herzmuskelzellen die einzige Quelle für die Entstehung Ihrer Herzrhythmusstörung, dann sind die Rhythmusstörungen damit beseitigt.

Vor allem die supraventrikulären Tachykardien (das sind die schnellen Vorhofrhythmusstörungen), wie z.B. die AV-Knotenreentry-Tachykardie, das WPW-Syndrom sowie das medikamentös nicht behandelbare Vorhofflattern oder -flimmern können mit einer Ablationstherapie behandelt werden:

▓ So ist die Ablation beim Vorliegen von zusätzlichen Leitungsbahnen, wie z.B. beim *Wolff-Parkinson-White-Syndrom* (WPW-Syndrom), die zum schnellen Herzrasen mit einer Herzfrequenz von 180–240/min führen, in 95 % der Fälle erfolgreich. Bei 5 % der Patienten gelingt es zunächst nicht, die zusätzliche Leitungsbahn durch die erste Katheterablation auf Dauer auszuschalten, sodass hier eine zweite Ablationsbehandlung erforderlich ist.

Gelingt es beim Vorliegen von *Vorhofflimmern* nicht, die Herzfrequenz mit Medikamenten ausreichend zu senken, so können durch eine Katheterablation gewisse Bereiche des AV-Knoten verödet werden, sodass die schnelle Vorhoffrequenz nicht auf die Herzkammern fortgeleitet wird. Die Herzhauptkammern haben somit wieder genügend Zeit, um sich mit Blut zu füllen, was zu einer Verbesserung der Herzpumpleistung führt. Die Chancen eines Erfolgs liegen hier bei 70 %.

▓ Auch beim *Herzkammerrasen* kann eine Katheterablation des Herzmuskelbereiches, der dieses Phänomen immer wieder auslöst, zum Erfolg führen. Bei Tachykardien der rechten oder linken Herzkammer, deren Ursache nicht gefunden werden kann und die sich nicht medikamentös behandeln lassen, führt die Verödung des auslösenden Herzmuskelgebietes zu einer 90%igen Erfolgsrate.

In der Regel handelt es sich bei der Katheterablation um ein komplikationsarmes Verfahren. Dennoch kann es auch, wie bei jedem medizinischen Eingriff, zu Komplikationen kommen. Dazu zählen die *allgemeinen Komplikationen*, wie Entzündungen (Infektionen), Thrombose, Embolie oder Überempflindlichkeitsreaktionen auf die örtliche Betäubung oder andere verabreichte Medikamente.

Nun zu den speziellen, für die Untersuchung typischen Komplikationen:

▓ Durch das Punktieren (Anstechen) und Einführen der Schleusen in der Leiste sowie das Vorschieben des Ablationskatheters kann es zu Verletzungen der Gefäße mit Blutungen, Verletzungen von Nerven oder der Haut kommen.

▓ Manchmal kann sich die Punktionsstelle eines Gefäßes nicht richtig verschließen, sodass eine Nachblutung auftritt und im Oberschenkel ein Bluterguss entsteht. Je nach Ausmaß der Blutung kann ein kleiner chirurgischer Eingriff mit einer Übernähung der Punktionsstelle nötig sein.

▓ Sehr selten wird das Herz mit einer Sonde verletzt, die Herzwand wird durchbohrt (*perforiert*), und es kommt zu Blutungen aus dem Herzen in den Herzbeutel. Nachweisen lässt sich dies mit einer Herzultraschalluntersuchung. Bei der Ansammlung eines großen Blutergusses im Herzbeutel (*Perikarderguss*) kann das Herz so komprimiert werden, dass es sich nicht mehr ausreichend mit Blut füllen kann. Damit wird die Pumpfunktion des Herzens stark beeinträchtigt und der Kreislauf entsprechend instabil. Man spricht von einer *Herzbeuteltamponade*. Eine Operation zur Entlastung des Herzens ist in diesen Fällen unumgänglich.

▓ Vor allem in der Anfangszeit dieser Technik wurde eine mögliche, allerdings sehr seltene Komplikation beschrieben: die Verletzung des Herzens und der Speiseröhre in Form eines Durchbruchs durch die Herzwand und die Speiseröhre. Dies ist möglich durch die räumliche Nähe der Speiseröhre zum Herzen, denn sie verläuft direkt hinter dem Herzen zum Magen. Eine lebensrettende Operation ist dann unumgänglich.

▦ Von Missempfindungen, die im Rahmen der Stromabgabe während der Ablation auftreten können, haben wir schon berichtet. Ebenso kann es im Verlauf der Behandlung auch zu Herzrhythmusstörungen kommen, die Herzrasen oder Herzstolpern auslösen oder zu vorübergehender Bewusstlosigkeit führen können. Bei schwerwiegenden Herzrhythmusstörungen kann eine Elektroschockbehandlung (Defibrillation) erforderlich werden. An den Auflagestellen der Plattenelektroden des Defibrillators können Hautreizungen entstehen.

▦ Bei der Verödung von Herzmuskelfasern, die im Bereich des AV-Knotens liegen, kann dieser auch zerstört werden. Die elektrische Erregungsüberleitung von den Vorhöfen auf die Herzkammern ist dadurch unterbrochen, man bezeichnet das als kompletten AV-Block. In diesen Fällen muss ein Herzschrittmacher implantiert werden.

▦ Lösen sich Gerinnsel (Thromben) aus dem Herzen oder aus Blutgefäßen, die in andere Organsysteme verschleppt werden (Embolie), so können infolge der dadurch verursachten Durchblutungsstörung lebensbedrohliche Zustände und Organschäden auftreten. Kommt es durch die Verschleppung eines Gerinnsels zu einer Durchblutungsstörung in der Gehirnstrombahn, so kann dies einen Schlaganfall zu Folge haben.

▦ Sehr selten bzw. extrem selten nehmen Entzündungen ihren Ausgang im Bereich der Gefäßpunktionsstelle, die zu einer Infektion der Venenwand (*Thrombophlebitis*) oder zu einer generalisierten Keimverschleppung in den Kreislauf führen. Bei letzterem spricht man von einer *Sepsis*. Siedeln sich dabei die Krankheitserreger an der Herzinnenhaut an, dann liegt eine Herzinnenhautentzündung (*Endokarditis*) vor.

Eine **Ablation** kann auch **im Rahmen einer Herzoperation** durchgeführt werden. Die herzchirurgische Ablation wird hauptsächlich zur Behandlung von Vorhofflimmern im Rahmen einer Bypass- oder Herzklappenoperation angewandt. Dabei gibt es unterschiedliche Vorgehensweisen. Kurz soll hier eine der zur Zeit gängigen Methoden beschrieben werden:

Während der Herzoperation wird der Kreislauf an die Herz-Lungen-Maschine angeschlossen, die dann die Funktion von Herz und Lunge übernimmt. In dieser Phase kann das Herz mit einer speziellen Flüssigkeitslösung gefüllt ruhiggestellt und die eigentliche Herzoperation durchgeführt werden. Ist eine Ablation geplant, wird der linke Vorhof eröffnet, sodass mit einem Ablationskatheter nach einem vorgegebenen Schema Herzmuskelzellbereiche mit Radiofrequenzstrom verödet werden können.

Wie weiter oben schon beschrieben, kann es auch hier in sehr seltenen Fällen zu Komplikationen mit Verletzungen der Herzwand und der Speiseröhre kommen.

Ziel der herzchirurgischen Ablation ist es, die Bereiche der Herzmuskelzellen, die das Vorhofflimmern auslösen, auszuschalten und dadurch wieder einen stabilen Sinusrhythmus zu erzielen. Die Erfolgschancen werden hier in der Literatur mit 60–75 % angegeben, sie sind von verschiedenen Faktoren abhängig, wie z. B. der Größe des linken Vorhofes: Mit zunehmender Vorhofgröße nimmt die Wahrscheinlichkeit einer erfolgreichen Beseitigung des Vorhofflimmerns ab. Ab einer Größe von 60 mm ist eine Ablation nicht mehr sinnvoll.

▨ Aneurysmaresektion

Wie wir bereits wissen, können ventrikuläre Herzrhythmusstörungen typisch sein für Aneurysmen. Zur Erinnerung: Ein Aneurysma ist eine Aussackung, die durch die Erweiterung des narbig umstrukturierten Herzmuskelgebietes nach einem Herzinfarkt entsteht. Wird das Aneurysma durch eine Herzoperation ausgeschaltet – die so genannte Aneurysmaresektion –, so kann es auch sein, dass die Rhythmusstörungen, die von den Randbezirken des Aneurysmas ausgehen, nicht mehr auftreten. Eine Aneurysmaresektion wird allerdings erst dann durchgeführt, wenn die Pumpfunktion des Herzens schlecht ist und man eine Verbesserung der Herzfunktion durch die Operation erwartet.

▓ Herzschrittmacher- und Kardioverter-Defibrillator-Implantation

Dem Thema Herzschrittmacher und Kardioverter-Defibrillator wird ein eigenes Kapitel gewidmet, sodass diese Therapiemöglichkeiten hier nur der Vollständigkeit halber erwähnt werden. Schrittmacher werden vor allem eingesetzt bei bradykarden Herzrhythmusstörungen oder beim Vorliegen eines kranken Sinusknotens, der nicht in der Lage ist, die Herzfrequenz den jeweiligen Bedürfnissen anzupassen. Auch zur der Therapie eines schwachen Herzens (Herzinsuffizienz) werden Schrittmacher implantiert.

Wie oben bereits schon erwähnt, können schnelle Herzrhythmusstörungen der Herzkammern mit einem implantierbaren Kardioverter-Defibrillator behandelt werden.

Rund um die Herzschrittmacher- und Kardioverter-Defibrillator-Implantation

Wie war die geschichtliche Entwicklung der Herzschrittmacher?

Für die Entwicklung der Herzschrittmacher war es natürlich von Bedeutung, zunächst die Funktionsweise des Herzrhythmus zu verstehen und zu untersuchen. Bereits 1855 wurde die Bedeutung elektrischer Ströme am Herzen erkannt. Experimente zeigten, dass bei jedem Herzschlag des Frosches eine definierte elektrische Aktivität entstand. 1930 gelang ein großer Schritt in der Entwicklung von Herzschrittmachern: Es gelang, das Herz mit einer Nadel, die den elektrischen Strom zum Herzen weiterleitete, zu stimulieren. Die moderne Schrittmacherära begann 1951, als Patienten mit einem Herzstillstand durch ein Schrittmachersystem von außen (nichtinvasiv, d.h. nicht eindringend) wiederbelebt werden konnten. Fünf Jahre später benutzte man elektrische Stromschläge durch den Brustkorb, um Kammerflimmern zu beenden.

Zu jener Zeit wurden die Schrittmachersonden, die Schrittmacherelektroden, vom Herzen noch durch die Haut nach außen geführt und hier mit einem Schrittmacheraggregat, dem Schrittmachergehäuse, verbunden. Die Gefahr dieser Schrittmachersysteme lag darin, dass der Austritt der Schrittmachersonden aus der Haut eine Entzündungsquelle darstellte. Um die Infektionsgefahr zu verringern, mussten Schrittmachersysteme entwickelt werden, die sich vollständig in den menschlichen Körper einpflanzen ließen. Im Oktober 1958 implantierten die Schweden Elmquist und Senning als erste ein voll implantierbares Schrittmachersystem. Dabei wurde die Energie von einem Nickel-Kadmium-Akkumulator, der immer wieder von außen aufgeladen werden musste, bereit gestellt. Bei der zunehmenden Implantation von Schrittmachern wurde die Batterie schließlich der limitierende Faktor. In den 70er Jahren lösten Lithiumbatterien die bis dahin verwendeten Quecksilberoxid-Zink-Akkumulatoren ab, da ihre Haltbarkeit 5- bis 10-mal höher war.

Der wichtigste Durchbruch jedoch geschah im Jahr 1960, als es gelang, die Schrittmachersonden durch Venen, wie z. B. eine Halsvene, bis zur Innenhaut (*Endokard*) der rechten Herzkammer vorzuschieben. Dieses Vorgehen bezeichnet man als *transvenös*. Für ein solches Verfahren mussten Sonden entwickelt werden, die nicht brüchig waren und die ihre Lage im Herzen stabil beibehielten. Diese Implantationstechnik fand bei befriedigenden Ergebnissen eine breite Akzeptanz, hatte sie doch den Vorteil, dass auf die Eröffnung des Brustkorbs zur Sondenplatzierung im Herzen und die Vollnarkose verzichtet werden konnte. 1961 wurde in Deutschland die erste erfolgreiche Schrittmacherimplantation durchgeführt.

Den nächsten Schritt stellte die Entwicklung von Schrittmachern dar, die sensibel waren, die eigenen Schläge des Herzens zu erkennen. So wurde 1965 ein Schrittmacher entwickelt, der das Herz nur bei Bedarf stimulierte. Mitte der 70er Jahre war es dann bereits möglich, mit einem Zweikammerschrittmacher zuerst den Vorhof und anschließend die Hauptkammern zu stimulieren. Außerdem gelang es, die Funktionsweise des Schrittmachers von außen umzuprogrammieren.

Während der 70er Jahre wurden die Größe und das Gewicht der Schrittmacheraggregate durch die Fortschritte in der mikroelektronischen Technologie immer geringer. Kleinere und leichtere Aggregate waren natürlich für die Patienten wesentlich komfortabler. So hatte einer der frühen Schrittmacher noch ein Volumen von 84 cm^3 und ein Gewicht von 160 g, während die kleinsten Modelle heutzutage etwa die Größe eines Fünfmarkstückes aufweisen und mit einem Volumen von etwa 12 cm^3 und einem Gewicht von 30 g entsprechend klein und leicht sind (Abb. 18).

1983 waren die ersten Herzschrittmacher erhältlich, die die Herzfrequenz der jeweiligen Belastung des Herzschrittmacherträgers durch einen Bewegungssensor anpassen können. Seit 1999 können mit dem Schrittmachersystem nicht nur der rechte Vorhof

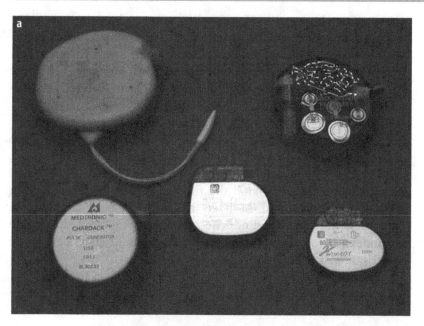

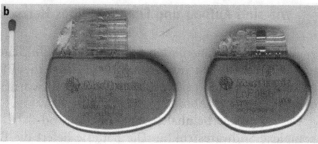

Dreikammersystem   Zweikammersystem

Abb. 18. Schrittmacheraggregate: **a** Größenentwicklung der Schrittmacher von 1971–1996; **b** Größenvergleich Schrittmacheraggregate aus dem Jahre 2001 (Dreikammersystem, Medtronic Insync® III) und 2003 (Zweikammersystem, Medtronic EnPulse™) mit einem Streichholz

und die rechte Hauptkammer elektrisch stimuliert werden, sondern auch die linke Hauptkammer. Man spricht hier von einem Dreikammersystem, das vor allem bei schrittmacherpflichtigen Herzrhythmusstörungen mit Herzschwäche zum Einsatz kommt.

Die Entwicklung der Herzschrittmacher geht mit dem technischen Fortschritt unaufhaltsam weiter. Mikroprozessoren erlauben die Speicherung wichtiger Informationen ebenso wie die Koordination von komplexen Funktionen. Des Weiteren wird der Stromverbrauch der Schrittmacher immer geringer und die Haltbarkeit der Batterien entsprechend länger.

Nicht nur die Schrittmacheraggregate unterliegen einer ständigen Verbesserung, sondern auch die Schrittmachersonden. Ihre Weiterentwicklung profitiert ebenfalls vom Fortschritt der Technik und von der zunehmenden Erfahrung auf dem Gebiet der Schrittmacherimplantation. So sind die modernen Schrittmachersonden wesentlich dünner und besitzen an ihrer Spitze Medikamente (Steroide), die eine entzündliche Gewebsreaktion auf die Sonde verhindern bzw. verringern sollen, sodass der Kontakt der Sonde zum Herzmuskel nicht verschlechtert wird.

▨ Wie sind Aufbau und Funktion eines Herzschrittmachers?

▨ **Aufbau eines dauerhaften Schrittmachers.** Ein Schrittmachersystem besteht, wie wir nun schon wissen, aus einem Schrittmachergehäuse, dem Aggregat (Abb. 19) und den Schrittmachersonden oder -elektroden (Abb. 20).

Das **Aggregat** beinhaltet eine Lithium-Iod-Batterie sowie eine komplexe Softwarestruktur. Die Batterie liefert die Energie für die elektronischen Einheiten des Schrittmachers. Dazu zählen Mikroprozessor, eingefügte Schaltungen und Speicher. Der Mikroprozessor, das Herzstück des Minicomputers, wird durch die Schaltungen mit den Elektroden im Herzen verbunden. Sind Sensoren vorhanden, die die Herzfrequenz der jeweiligen Belastung des Herzschrittmacherträgers anpassen, dann stellen auch hier die Schaltungen das Bindeglied zum Mikroprozessor dar. Ein Telemetriesystem erlaubt einen Informationsaustausch nach außen sowie eine Programmierung des Schrittmachers. Wie ein normaler Computer besteht der Mikrocomputer aus Hardware und Software mit Programmen und Daten. Einer der Speicher enthält Daten, die bei

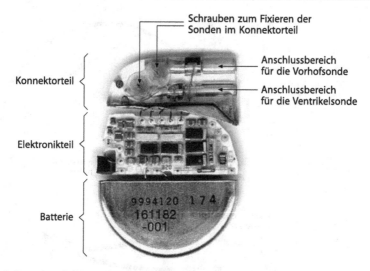

Abb. 19. Aufbau eines Schrittmacheraggregates

der Herstellung festgelegt wurden und die nicht mehr geändert werden können. Daneben existiert ein weiterer Speicher, der überschreibbar ist. Hier werden unter anderem die Art der Stimulation sowie die Messergebnisse gespeichert. Mit einem Programmiergerät kann der Inhalt dieses Speichers abgerufen oder neu programmiert werden.

Geht die gespeicherte Information aus welchen Gründen auch immer verloren, dann übernimmt ein Sicherheitsmodus die Stimulation des Herzens.

Am Kopf des Schrittmacheraggregates befindet sich ein in durchsichtigen Kunststoff gegossenes Teil, das als *Konnektorteil* bezeichnet wird (siehe Abb. 19). Es dient der direkten Verbindung des Elektrodenendes (*Elektrodenstecker*) aus dem Herzen mit dem Schrittmacher. Der Elektrodenstecker wird dazu in die vorgesehene Öffnung des Konnektorteils geschoben und durch das Anziehen von kleinen Schrauben fixiert.

Zur Isolierung der **Elektroden** verwendet man Silikon oder Polyurethan. Diese Materialien sind gut gewebeverträglich. Während die Silikonsonden eher etwas dicker sind, sind die Polyurethansonden dünner, dafür jedoch etwas unflexibler.

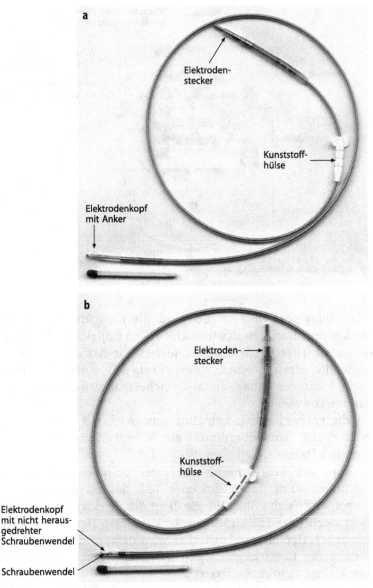

Abb. 20. Elektrodentypen der Schrittmacher. Der Elektrodenstecker dient der Verbindung der Sonde mit dem Konnektorteil des Aggregates. Der Sondenkopf ist für den Kontakt zum Herzmuskel verantwortlich. Eine Kunststoffhülse schützt die Sonde bei der Nahtfixierung derselben mit dem Gewebe. **a** Ankerelektrode; **b** Schraubelektrode: Man erkennt im Inneren des Sondenkopfes die noch nicht herausgedrehte Schraubenwendel

Der Elektrodenkopf steht mit der Herzinnenhaut (Endokard) in Verbindung. Zur Fixierung der Sonde im Herzen gibt es unterschiedliche Mechanismen. Der Kopf der Elektrode kann wie ein Anker aussehen (*Ankerelektrode*, siehe Abb. 20 a). Die Haken des Ankers bleiben dabei an Muskelbälkchen (*Trabekel*) hängen, die in den Herzinnenraum vorspringen. Ein anderer Elektrodentyp ist die Schraubelektrode (siehe Abb. 20 b): Wie der Name schon verrät, wird am Ende der Sonde eine kleine Schraubenwendel herausgedreht, die eine Verbindung zum Herzen herstellt. Um die Entzündungsreaktionen des Herzens auf die Sonde als Fremdkörper zu verhindern, können die Sondenköpfe Medikamente (Steroide) abgeben. Die Wirkung der Medikamente bleibt dabei auf den Bereich der Fixierung des Sondenkopfes beschränkt, sodass das Medikamentenreservoir zum Teil noch nach Jahren nicht völlig entleert ist. Welchen Vorteil hat es überhaupt die Entzündungsreaktionen zu verringern? Entzündungsreaktionen im Bereich der Sondenfixierung können zu einer Erhöhung der *Reizschwelle* des Schrittmachers führen, d. h. zur Stimulation wird mehr Energie benötigt und damit die Lebensdauer der Batterie verringert. Als Reizschwelle bezeichnet man die geringste elektrische Energie, die gerade noch zu einer Stimulation des Herzens und damit zu einem Herzschlag führt.

In seltenen Fällen lassen sich die Elektroden nicht transvenös platzieren. Dann kann der Brustkorb eröffnet werden, um die Elektroden direkt auf dem Herzen anzubringen. Zur Fixierung des Sondenkopfes existieren auch hier Schraubmechanismen, oder aber die Sonden werden mit Nähten auf der Herzoberfläche angenäht (sog. epikardiale Sonden; Abb. 21). Auch im Rahmen einer Herzoperation können diese epikardialen Sonden natürlich problemlos implantiert werden. Sie werden anschließend genau wie die transvenös implantierten an das Schrittmacheraggregat angeschlossen. Auch in diesen Fällen geben die Köpfe der Sonden Medikamente (Steroide) ab, die eine örtliche Entzündungsreaktion und damit den Anstieg der Reizschwelle reduzieren sollen.

Je differenzierter der Schrittmacher und je ausgefeilter seine Funktion ist, desto teurer ist er auch. Die **Preise** schwanken für einfache bis komplexe Schrittmacher von 2 000 bis 8 000 Euro. Ein günstiger Schrittmacher ist dabei nicht schlechter. Wichtig ist bei

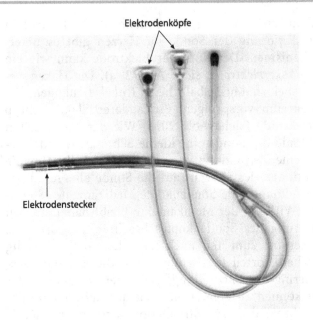

Abb. 21. Epikardiale Schrittmachersonde. Die Elektrodenköpfe werden mit Nähten auf der Herzoberfläche befestigt

der Wahl des Schrittmachertyps, dass er der benötigten Funktion gerecht wird.

▨ **Wie löst der Schrittmacher einen Herzschlag aus?** Der Kopf der Elektrode, der die Verbindung zum Herzen herstellt, ist der negative Pol. Durch die Stimulation des Herzschrittmachers werden die positiven Natriumionen außerhalb der Herzmuskelzelle von der negativen Elektrode massiv angezogen. Dadurch kommt es zu einer Veränderung des Ruhepotenzials der Herzmuskelzellen im Bereich des Sondenkopfes, sodass aufgrund der Veränderung des Membranpotenzials ein Aktionspotenzial ausgelöst wird. Letzteres breitet sich über die benachbarten Muskelzellen auf die Herzkammern aus, die sich somit zusammenziehen (*kontrahieren*).

Man unterscheidet zwei Stimulationsarten, die *uni-* und *bipolare* Stimulation (Abb. 22). Bei der unipolaren Stimulation ist das Schrittmachergehäuse und bei der bipolaren Stimulation ein Bereich der Elektrode selbst der positive Pol.

Abb. 22. Stromfluss bei unipolarer und bipolarer Stimulation. **a** Bei der unipolaren Stimulation gelangt der Strom durch den Draht der Sonde zum Herzmuskel und fließt von dort aus wieder über das Gewebe zum Aggregat zurück. **b** Bei der bipolaren Variante fließt der Strom über einen Draht der Sonde zum negativen Sondenkopf, dann durch den Herzmuskel zu einem zweiten Draht der Sonde, dem positiven Pol, und wieder zurück zum Aggregat

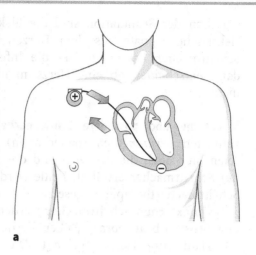

a

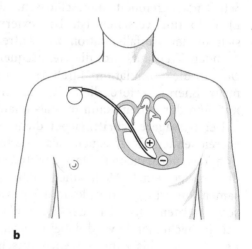

b

Bei der unipolaren Stimulation fließt der Strom vom Schrittmachergehäuse zur Sondenspitze, durch das Herz und über das Gewebe wieder zum Aggregat zurück (siehe Abb. 22a). Demgegenüber gelangt der Strom bei der bipolaren Variante über einen Draht der Sonde zum negativen Sondenkopf, fließt dann durch den Herzmuskel zu einem zweiten Draht der Sonde, dem positiven Pol, und wieder zurück zum Aggregat (siehe Abb. 22b).

Neben der Stimulation sind die Elektroden auch in der Lage, elektrische Signale aus dem Herzen zum Mikrocomputer des Schrittmachers zu leiten, der die Informationen auswertet und dann entscheidet, ob eine Herzstimulation erforderlich ist oder nicht.

■ **Externe und passagere Schrittmacher.** Neben den oben aufgeführten *permanenten* (dauerhaften) Typen der Schrittmacher seien hier noch die *externen* und die *passageren* (vorübergehende) Schrittmacher erwähnt. Beide werden zur zeitlich begrenzten Schrittmachertherapie eingesetzt.

Beim **externen Schrittmacher** werden zwei Klebeelektroden auf den Brustkorb angebracht, über die der Stimulationsstrom durch die Haut zum Herzen gelangt. Die Elektroden sind an eine Schrittmachereinheit angeschlossen, die mit einem tragbaren EKG-Montior versehen ist. Die externen Schrittmacher eignen sich in der Notfallsituation zur Aufrechterhaltung eines ausreichenden Kreislaufs, um die Herzfrequenz unmittelbar anzuheben. Da für die Stimulation durch Haut und Brustwand von außen mehr Energie erforderlich ist, reagieren die Brustkorbmuskeln mit, und der Patient kann dies als unangenehm empfinden.

Der **passagere Schrittmacher** dient zur Aufrechterhaltung einer ausreichenden Herzfrequenz als Überbrückung bis zur Implantation des permanenten Herzschrittmachers. Auch bei Patienten, die infolge einer Medikamentenüberdosierung einen zu langsamen Pulsschlag haben, kann der passagere Schrittmacher eingesetzt werden, bis sich der Pulsschlag wieder erholt hat. Die Schrittmachersonde wird dabei meistens über eine Schleuse in einer Halsvene bis zum Herzen vorgeschoben. An ihrem Kopf befindet sich ein aufblasbarer Ballon, der dazu dient, die Sonde mit dem Blutstrom zur gewünschten Stelle einzuschwemmen. Das Ende der Sonde wird außen an einen Schrittmacher angeschlossen, den man sich in etwa wie eine etwas langgezogene Zigarettenschachtel vorstellen kann. Die Funktion des Schrittmachers wird hier manuell durch ein Display oder Drehknöpfe reguliert. Da durch die Schleuse mit dem eingeschwemmten Schrittmacher eine Verbindung zwischen den Blutgefäßen, dem Herzen und der Haut besteht, können hier Hautkeime in die Blutbahn eindringen. Der

Nachteil der passageren Schrittmacher ist also die Infektionsgefahr, sie sollten daher nicht länger als eine Woche belassen werden. Entfernt werden sie durch einfaches Ziehen der Sonde und der Einführungsschleuse.

Im Rahmen von Herzoperationen werden direkt auf der Herzoberfläche dünne Schrittmacherkabel angebracht, die dann durch die Haut nach außen geleitet werden. Die Enden dieser Schrittmacherkabel werden wie die Sonde des passageren Schrittmachers an ein Schrittmacherkästchen angeschlossen. Einige Tage nach der Herzoperation werden diese Schrittmacherkabel gezogen. Dazu ist kein weiterer operativer Eingriff erforderlich.

Wie war die geschichtliche Entwicklung der Kardioverter-Defibrillatoren?

Wie schon erwähnt, wurde bereits im Jahr 1956 Kammerflimmern bei Patienten mit einem Stromschlag durch den Brustkorb beendet. Der technologische Fortschritt ermöglichte dann auch die Entwicklung von implantierbaren Kardioverter-Defibrillatoren, die bis heute schon vielen Menschen mit plötzlich auftretendem Kammerflimmern das Leben gerettet haben.

Die Anwendung vollständig implantierbarer Kardioverter-Defibrillatoren begann Mitte der 80er Jahre. Jährlich nimmt die Zahl der Implantationen zu. Die überwiegende Anzahl der Kardioverter-Defibrillatoren wird heutzutage bei Patienten implantiert, die an einer koronaren Herzerkrankung leiden. Zu Beginn mussten die Kardioverter-Defibrillatoren über eine Eröffnung des Brustkorbes implantiert werden. Großflächige Elektroden wurden dabei auf der Herzoberfläche fixiert und an sperrige Aggregate angeschlossen (Abb. 23), die aufgrund ihrer Größe im Bereich der Bauchwand implantiert werden mussten. Im weiteren Verlauf wurden Sonden hergestellt, die über Venen, z. B. die Schlüsselbeinvene, in das rechte Herz vorgeschoben werden können. Die Mikroelektronik brachte neben der Miniaturisierung noch weitere Vorteile wie Geschwindigkeit, geringer Stromverbrauch, Zuverlässig-

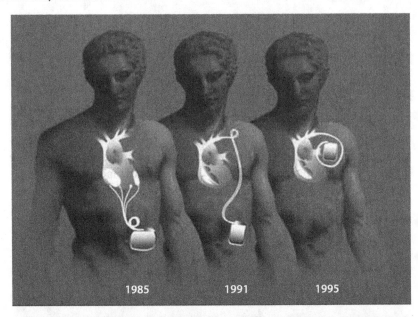

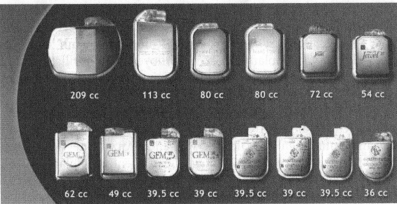

Abb. 23. Implantierbare Kardioverter-Defibrillator-Aggregate: **a** Weiterentwicklung der Implantationsverfahren durch die deutliche Reduktion der Aggregatgröße und die Möglichkeit der transvenösen Sondenimplantation. **b** Größenentwicklung der Kardioverter-Defibrillatoren von 1989–2002. **c** Größenvergleich von Kardioverter-Defibrillator-Aggregate aus dem Jahre 2002 mit einem Streichholz (s. Seite 75)

Abb. 23 c

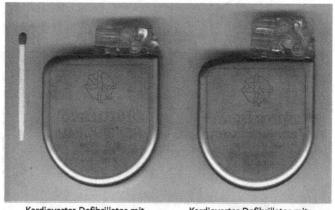

Kardioverter-Defibrillator mit
Zweikammerschrittmacherfunktion

Kardioverter-Defibrillator mit
Dreikammerschrittmacherfunktion

keit und später auch Komplexität, sodass die Größe der Kardio-verter-Defibrillator-Aggregate deutlich reduziert werden konnte. Das erlaubte nun die Implantation der Aggregate unterhalb des Brustmuskels unter dem Schlüsselbein. Die kleinsten heute ver-wendeten Kardioverter-Defibrillator-Aggregate haben etwa ein Vo-lumen von etwa 30–40 cm^3 und wiegen etwa 80–100 g (Abb. 23).

Wie sind Aufbau und Funktion eines Kardioverter-Defibrillators?

■ **Aufbau.** Der Kardioverter-Defibrillator ähnelt in seinem Aufbau dem Schrittmacher, er setzt sich aus dem Aggregat sowie einer oder mehreren Elektroden zusammen. Letzteres ist davon abhän-gig, welche zusätzlichen Schrittmacherfunktionen der Kardiover-ter-Defibrillator besitzt. Der Kardioverter-Defibrillator verfügt über mehrere Therapiemöglichkeiten. So kann er zum einen ta-chykarde Herzrhythmusstörungen wie das Kammerflattern oder -flimmern erkennen und sie durch einen Stromschock beenden, anderseits kann er durch die Schrittmacherfunktion auch lang-same Herzrhythmusstörungen behandeln.

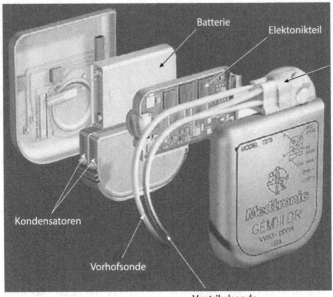

Batterie
Elektonikteil
Konnektorteil
Kondensatoren
Vorhofsonde
Ventrikelsonde
mit zwei Defibrillationsspulen

Abb. 24. Aufbau eines Kardioverter-Defibrillator-Aggregates mit Zweikammerschrittmacherfunktion

Im Vergleich zum Schrittmachergehäuse ist das **Aggregat** des Kardioverter-Defibrillators größer, da es für die komplexen Therapiemöglichkeiten gewisse zusätzliche Bauteile benötigt. Das Volumen der Aggregate liegt heute bei 30–40 cm^3 und ist damit deutlich kleiner als eine Zigarettenschachtel. Das Kardioverter-Defibrillator-Gehäuse besteht aus Titanium und hat ein Konnektorteil mit den Anschlüssen für Elektroden (Abb. 24). Das Herzstück des Kardioverter-Defibrillators besteht aus dem Elektronikteil mit Mikroprozessoren und Schaltungen. Hier kommen die Informationen über den Rhythmus an, die die Elektroden aus dem Herzen aufnehmen und weiterleiten. Komplexe Programme entscheiden dann über die Therapieart, d.h. ob eine schnelle Herzkammerrhythmusstörung mit der Abgabe eines elektrischen Stromimpulses beendet werden muss, oder ob ein zu langsamer Herzschlag eine Schrittmacherstimulation erforderlich macht. Da der Kardioverter-Defibrillator verständlicherweise mehr Energie benötigt, ist die Lithiumbatterieeinheit wesentlich größer als bei den Schrittmachergehäusen. Einerseits benötigt das Gerät für die Schrittmacherfunktion konstant eine geringe Energie, andererseits müssen zur Abgabe elektrischer Schocks zur Beendigung (*Terminierung*) der schnellen Herzkammerrhythmusstörungen innerhalb kürzester Zeit hohe Energien bereitgestellt werden. Dafür sind die Kondensatoren verantwortlich, die sich im unteren Teil des Kardioverter-Defibrillators befinden.

Natürlich besitzt auch der Kardioverter-Defibrillator einen Informationsspeicher. Das ist sehr wichtig, denn diese Speicher können Rhythmusstörungen detailliert aufnehmen, ebenso wie die dadurch ausgelösten Behandlungen durch das Aggregat; hierdurch ist es möglich, die Funktion des Gerätes optimal an die individuellen Bedürfnisse des Patienten anzupassen. Wie bei der Programmierung der Schrittmacher erlauben Programmiergeräte der Kardioverter-Defibrillatoren das Ablesen der Informationen aus den Speichern sowie das Umprogrammieren. Das geschieht durch das Auflegen eines Programmierkopfes auf der Haut über dem Defibrillatorgehäuse.

Die **Elektroden** sind wie beim Schrittmacher auch hier das Bindeglied zwischen dem Herzen und dem Kardioverter-Defibrillator (Abb. 25). Im Inneren der Elektrode befinden sich Elektrodenleiter, die mit Kunststoffmaterialien (Silikon, Polyurethan) isoliert sind. Für die Energieabgabe der Elektroschocks sind *Defibrillationsspulen* entscheidend, elektrisch leitende Wendeln, die im englischen Sprachgebrauch auch als „*coils*" bezeichnet werden. Es existieren Sonden mit einer Defibrillationsspule und solche mit zwei Defibrillationsspulen. Sind zwei Defibrillationsspulen vorhanden, befindet sich die eine im Bereich des Elektrodenkopfes und die andere mit einem gewissen Abstand zur ersten im weiteren Verlauf der Sonde.

Zur Fixierung der Sonden im Herzen stehen, wie bei den Schrittmachersonden, Anker- oder Schraubelektroden zur Verfügung (siehe Abb. 25). Die hemmende Wirkung auf Entzündungsreaktionen durch Medikamente (Steroide) im Kopfbereich der Elektroden macht man sich auch hier zu Nutze.

Die **Kosten** der Kardioverter-Defibrillatoren betragen in Abhängigkeit von der Komplexität ihrer Funktionen zwischen 12 000 und 25 000 Euro.

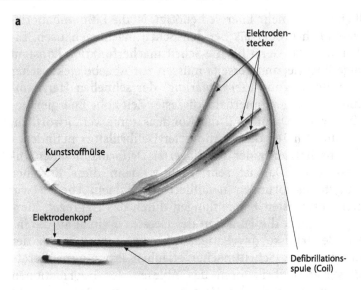

a

Elektroden-
stecker

Kunststoffhülse

Elektrodenkopf

Defibrillations-
spule (Coil)

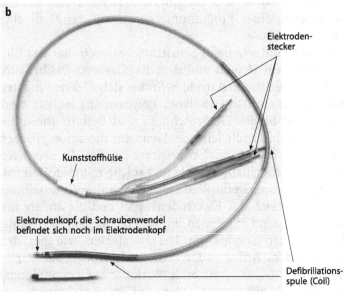

b

Elektroden-
stecker

Kunststoffhülse

Elektrodenkopf, die Schraubenwendel
befindet sich noch im Elektrodenkopf

Defibrillations-
spule (Coil)

herausgedrehte Schraubenwendel

▨ **Funktion.** In der Regel wird die **schnelle Herzkammerrhythmusstörung** durch die Abgabe eines einzigen elektrischen Schocks beendet. Gelingt dies nicht, dann erfolgt der zweite Schock je nach Programmierung mit einer höheren Energie. Die Energieabgabe bewirkt, dass alle Herzmuskelzellen, die sich zu diesem Zeitpunkt nicht in der Refraktärzeit befinden, simultan entladen werden und dadurch wieder eine rhythmische Herzaktion ermöglicht wird. Vor der Abgabe des elektrischen Schocks ertönt ein akustisches Signal. Der Elektroschock selbst wird von den Patienten unterschiedlich beschrieben. Manche empfinden ihn als unangenehm, andere bemerken ihn nicht, da sie durch den nicht mehr ausreichenden Kreislauf im Rahmen der Rhythmusstörung bereits das Bewusstsein verloren haben.

Manchmal lassen sich Herzrhythmusstörungen auf der Vorhofebene durch eine Schrittmacherstimulation, die über der eigenen Frequenz des Herzens liegt, verhindern. Man bezeichnet dies als antitachykardes Pacing.

Im Zusammenhang mit dem Kardioverter-Defibrillator kann ein antitachykardes Pacing auch im Ventrikel stattfinden. Der Schrittmacherteil des Kardioverter-Defibrillators stimuliert bei einer Kammertachykardie den Ventrikel z. B. mit fünf schnelleren Herzkammerschlägen und kann diese dadurch gegebenfalls unterbrechen.

Da in den Kardioverter-Defibrillatoren auch eine Schrittmacherfunktion zur Therapie der **langsamen Herzrhythmusstörungen** integriert ist, haben die im Folgenden aufgeführten Schrittmachertypen mit ihren Stimulationsmöglichkeiten auch für die Kardioverter-Defibrillatoren Gültigkeit.

Abb. 25 a, b. Elektrodentypen der Kardioverter-Defibrillatoren: **a** Ankerelektrode, **b** Schraubelektrode. Das Elektrodenende teilt sich hier in drei Elektrodenstecker, die im Konnektorteil des Kardioverter-Defibrillatoraggregates angeschlossen werden. Einer dieser Stecker ist für die Ventrikelschrittmacherfunktion wichtig und die beiden anderen für die Defibrillationsfunktion. Dabei ist pro Defibrillationsspule (Coil) ein Stecker erforderlich. Eine Kunststoffhülse schützt die Sonde bei der Nahtfixierung derselben mit dem Gewebe

▨ Welche Schrittmachertypen gibt es?

Je nachdem, ob das Schrittmachersystem eine Sonde im rechten Vorhof und/oder eine im rechten Ventrikel besitzt, unterscheidet man zwischen Einkammer- und Zweikammerschrittmacher. Die Sonden haben dabei nicht nur die Aufgabe, die jeweilige Herzkammer zur Kontraktion zu bringen, vielmehr sollen sie auch die elektrischen Herzaktionen registrieren und an den Mikrocomputer im Schrittmachergehäuse leiten. Letztere Funktion wird auch als Wahrnehmung bezeichnet.

▨ Das **Einkammersystem** besteht aus einer Sonde und dem Schrittmacheraggregat. Liegt die Sonde dabei im Vorhof, dann spricht man von einem *Vorhofschrittmacher*. Befindet sich die Sonde dagegen in der rechten Herzkammer, dann bezeichnet man dies als *Ventrikelschrittmacher*.

▨ Logischerweise setzt sich ein **Zweikammersystem** demzufolge aus einem Schrittmachergehäuse und zwei Sonden zusammen. Eine der Elektroden ist im rechten Vorhof und die andere im rechten Ventrikel platziert. So wird beim AV-Block, der eine Überleitung der elektrischen Aktivität vom Vorhof auf die Hauptkammern verhindert, die koordinierte Stimulation der Hauptkammern vom Schrittmacher übernommen. Manche Zweikammersysteme besitzen nur eine einzige Sonde sowohl für den rechten Vorhof als auch für die rechte Hauptkammer.

▨ In den letzten Jahren wird die Schrittmachertherapie nicht nur bei Herzrhythmusstörungen eingesetzt, sondern auch bei Patienten, die an einer Herzschwäche (Herzinsuffizienz) leiden. Von diesem Krankheitsbild sind zur Zeit über 10 Millionen Menschen in Europa betroffen. Jährlich kommen etwa 600 000 Patienten hinzu. Ursachen für eine Herzinsuffizienz können eine koronare Herzerkrankung mit Herzinfarkten oder über lange Zeit nicht therapierte, schwere Herzklappenfehler sein. Bei der Herzschwäche reicht die vom Herzen in den Kreislauf gepumpte Blutmenge nicht mehr aus, sodass die körperlichen Aktivitäten eingeschränkt sind. Ist die Herzschwäche sehr ausgeprägt, dann können bereits in Ruhe Beschwerden entstehen.

Liegt bei den Patienten mit einer Herzschwäche ein Linksschenkelblock vor – d. h. die Überleitung der elektrischen Aktivität von den Vorhöfen auf die linke Herzkammer ist durch eine Blockierung im Bereich des linken Tawara-Schenkels nicht möglich –, dann kann die Implantation eines **Dreikammerschrittmachers** die Herzfunktion deutlich verbessern. Der Fachjargon spricht von einer so genannten „Resynchronisierungstherapie". Man kann sich das Dreikammersystem wie ein Zweikammersystem vorstellen, nur mit einer zusätzlichen Sonde im Bereich des linken Ventrikels. Bei der transvenösen Implantation wird die dritte Sonde wie bei der üblichen Schrittmacherimplantation über die Schlüsselbeinvene eingeführt. Anschließend schiebt man die Sonde durch die Mündung der großen Herzvene (*Koronarsinus*) im rechten Vorhof entgegengesetzt dem Blutstrom vor. Dadurch gelangt man in den Bereich des linken Ventrikels und kann von dort aus diesen stimulieren.

Die Verbesserung der Herzfunktion wird dadurch erreicht, dass die Kontraktion beider Hauptkammern nun wieder gleichzeitig erfolgt und nicht zuerst die Herzmuskelzellen des rechten und dann die des linken Ventrikels erregt werden. Dies führt wieder zu einer normalisierten geordneten Kontraktion des Herzens. Auf diese Weise soll die Lebensqualität und die Überlebenswahrscheinlichkeit des Patienten verbessert werden.

Welche Stimulationsmöglichkeiten gibt es?

Ein *internationaler Schrittmachercode* legt die verschiedenen Stimulationsmodi fest. Er setzt sich meist aus drei Buchstaben zusammen. Bei Schrittmachern mit einem Sensor, der eine leistungsbezogene Frequenzanpassung erlaubt, wird ein vierter Buchstabe – ein „R" – hinzugefügt.

▨ Der **erste Buchstabe** gibt Auskunft über den *Ort der Schrittmacherstimulation*. Dabei steht „V" für Ventrikel (Hauptkammer), „A" für Atrium (Vorhof) und „D" für doppelt, d. h. Hauptkammer und Vorhof. Eine „0" bedeutet keine Stimulation.

▪ Der **zweite Buchstabe** beschreit den *Ort der Wahrnehmung* (*Detektion*). Auch hier wird das „V" für Ventrikel (Hauptkammer), das „A" für Atrium (Vorhof) und „D" für doppelt, d.h. Hauptkammer und Vorhof, verwendet. Eine „0" bedeutet keine Wahrnehmung.

▪ Der **dritte Buchstabe** gibt die *Betriebsart* des Schrittmachers an. Das „I" zeigt die *Inhibition* an. Bei der Betriebsart „Inhibition" registriert der Schrittmacher sowohl elektrische Eigen- als auch Fremdaktionen und kann eine Stimulation unterdrücken. Wenn die eigene Herzfrequenz über der eingestellten Schrittmacherfrequenz liegt, pausiert der Schrittmacher mit der Stimulation. Ein „T" heißt *Triggerung* und bedeutet die Auslösung eines elektrischen Impulses aufgrund eines wahrgenommenen Signals im Herzen. Wird im Vorhof ein elektrisches Signal registriert und es erfolgt innerhalb eines festgelegten programmierten Zeitintervalles keine Weiterleitung der elektrischen Aktivität auf die Ventrikel, so wird die Hauptkammer durch einen Schrittmacherstimulus erregt. Dies macht man sich bei Überleitungsstörungen von den Vorhöfen auf die Herzkammern zunutze. „D" steht wieder für doppelt, es werden also beide Betriebsarten eingesetzt.

In der Schrittmacherterminologie sind noch zwei Stimulationsfunktionen wichtig:

Die erste wird als *Demand-* bzw. *Bedarfsfunktion* des Schrittmachers bezeichnet. Der Schrittmacher stimuliert das Herz nur, wenn die Eigenfrequenz des Herzens unter der einprogrammierten Demandfrequenz liegt. Das gewährleistet einen Pulsschlag, der niemals niedriger als die vorgegebene Demandfrequenz ist.

Demgegenüber steht die zweite Stimulationsfunktion, die starrfrequente Stimulation. Hier stimuliert der Schrittmacher das Herz mit einer starren Stimulationsfrequenz ohne Rücksicht auf die eigenen Herzaktionen, weil keine Wahrnehmung stattfindet. Da in diesem Fall keine Synchronisation der Schrittmacherstimulation mit dem eigenen Herzrhythmus erfolgt, nennt man diese Art der Schrittmacherstimulation auch *asynchron*. Die Gefahr der asynchronen Stimulation besteht darin, dass der elektrische Stimulus des Schrittmachers in die Phase der Repolarisation des Herzens fällt und damit Kammerflimmern auslösen kann. Daher findet die asynchrone Stimulation nur noch begrenzte Anwendung.

Die Abgabe eines elektrischen Reizes durch den Schrittmacher wird *Pacing* genannt, die Wahrnehmung der herzeigenen elektrischen Aktionen *Sensing*.

▓ **Einkammerschrittmacher.** Der nach wie vor am häufigsten implantierte Schrittmachertyp ist der Ventrikeldemandschrittmacher (VVI). Der VVI-Schrittmacher ist ein Einkammerschrittmacher, bei dem die Sonde im rechten Ventrikel liegt. Nach dem internationalen Schrittmachercode lässt sich schlussfolgern, dass sich sowohl der Stimulations- als auch der Wahrnehmungsort im Ventrikel befinden. Das „I" bedeutet, dass der Schrittmacher nur dann einsetzt, wenn die eigene Herzfrequenz die Demandfrequenz (z. B. 60/min) unterschreitet.

Der Vorhofdemandschrittmacher (AAI) entspricht in seiner Funktion dem VVI-Schrittmacher, die Sonde liegt hier allerdings im Vorhof. Er ist das Gegenstück zum VVI-Schrittmacher auf Vorhofebene.

▓ **Zweikammerschrittmacher.** Der Zweikammerschrittmacher erlaubt die Koordination von Vorhof- und Ventrikelkontraktionen über die Vorhof- und Ventrikelsonde. In der letzten Zeit gewinnen Zweikammersysteme immer mehr an Bedeutung. DDD stellt hier den gebräuchlichsten Stimulationsmodus dar. Die eigene spontane elektrische Herzaktivität auf Vorhof- und Ventrikelebene wird von diesen Schrittmachern wahrgenommen und eine Stimulation dadurch unterdrückt. Bei Bedarf, also bei Ausbleiben der elektrischen Aktivität des Vorhofs, wird dieser stimuliert. Bleibt andererseits die Überleitung der elektrischen Aktivität vom Vorhof auf die Herzkammern nach Ablauf einer eingestellten Verzögerungszeit aus, so wird diese Funktion ebenfalls vom Schrittmacher übernommen. Vorhöfe und Hauptkammern können also, wie das normalerweise der Fall ist, nacheinander erregt werden. Man bezeichnet dies auch als *AV-sequenzielles* oder *physiologisches Schrittmachersystem*.

Wenn bei Patienten zeitweise auch Vorhofflimmern auftritt, ist es sinnvoll, einen Schrittmacher mit der Funktion *Mode-Switch* (Modus-Wechsel) zu implantieren. Beim Vorhofflimmern – wo ein DDD-Stimulationsmodus nicht helfen kann – wechselt das Schrittmacherprogramm automatisch in die VVI-Stimulationsart. Liegt wieder Sinusrhythmus vor, dann erfolgt der Mode-Switch erneut zum DDD-Stimulationsmodus.

Wie schon erwähnt existieren Schrittmachersysteme, die die Stimulationsfrequenz durch Sensoren der jeweiligen körperlichen Anstrengung anpassen. Man bezeichnet dies im Fachjargon auch als „Frequenzadaptation". Dabei registrieren die Sensoren bei Erhöhung der körperlichen Leistung den Anstieg der Körpertemperatur, die Zunahme der Atemfrequenz (Zahl der Atemhübe pro Zeiteinheit) oder Veränderungen der Sauerstoffkonzentration im Blut. Anhand der Veränderungen dieser Messwerte wird die Anpassung der Herzfrequenz an den jeweiligen Bedarf gesteuert.

Manche Schrittmacher besitzen zusätzlich noch eine antitachyarrhythmische Stimulation. Diese findet Anwendung bei Patienten, die einen Sinusrhythmus mit zeitweise auftretenden Extraschlägen auf Vorhofebene aufweisen. Überschreiten die Vorhofextraschläge eine bestimmte Anzahl pro Zeiteinheit, dann wird die herzeigene Frequenz mit einer höheren Schrittmacherfrequenz überstimuliert. Dadurch soll verhindert werden, dass die Vorhofextraschläge zum Vorhofflimmern führen. Manche Patienten bemerken diese Überstimulation nicht, andere empfinden sie als unangenehm.

▨ **Dreikammersystem.** Für das Dreikammersystem gilt ebenfalls der internationale Schrittmachercode der Zweikammerschrittmacher, da die Funktion der dritten Sonde im Wesentlichen nur die Stimulation der linken Hauptkammer ist.

Wann ist die Implantation eines Schrittmachers angezeigt?

Prinzipiell ist die Implantation eines Schrittmachers dann angezeigt, wenn der Herzeigenrhythmus nicht ausreicht, um einen den Bedürfnissen entsprechenden Kreislauf aufrechtzuerhalten.

■ Das ist beispielsweise bei folgenden *Vorhoferkrankungen* der Fall: bei zu langsamem Vorhofrhythmus, bei Sinusarrest (der Sinuskonten stellt seine Funktion ganz ein), bei sinuatrialem Block (Überleitungsstörungen vom Sinusknoten auf die Vorhofmuskulatur), beim Bradykardie-Tachykardie-Syndrom (Wechsel von einem zu langsamen Vorhofrhythmus zu schnellen Herzfrequenzphasen und umgekehrt) sowie bei unzureichendem Frequenzanstieg bei Belastung.

■ Auch *Leitungsstörungen* im Bereich der Überleitung von den Vorhöfen auf die Hauptkammern wie höhergradige atrioventrikuläre Blockierungen mit oder ohne Beschwerden sowie Leitungsstörungen im Bereich Tawara-Schenkel können eine Indikation zur Schrittmacherimplantation darstellen.

■ Ebenso kann bei einer *schweren Herzschwäche* in Kombination mit einem Linksschenkelblock eine Schrittmachertherapie angezeigt sein.

Welcher Herzschrittmacher ist für mich der richtige?

Die Antwort auf diese Frage ist natürlich abhängig von der Herzrhythmusstörung, an der Sie leiden, und von den sich daraus ergebenden Beschwerden. Entscheidet sich der Arzt bei Ihnen für die Implantation eines Schrittmachers, so bestimmt die Art der vorliegenden Herzrhythmusstörungen, ob ein Ein- oder Zweikammersystem für Sie das geeignete Schrittmachersystem ist, oder ob – bei Vorhandensein einer schweren Herzschwäche mit Linksschenkelblock – ein Dreikammersystem für Sie die bessere Alternative darstellt. So wird man sich bei Patienten, die an chronischem Vorhofflimmern leiden und einen Herzschrittmacher be-

nötigen, für ein Einkammersystem entscheiden. Hier ist es ausreichend, wenn der Schrittmacher den rechten Ventrikel bei einem
zu langsamen Pulsschlag mit der programmierten Demandfrequenz stimuliert. Bei Patienten mit einem atrioventrikulären
Block ohne Vorhofflimmern ist dagegen ein Zweikammerschrittmacher sinnvoll.

Wann ist die Implantation eines Kardioverter-Defibrillator angezeigt?

Die Implantation eines Kardioverter-Defibrillators ist nur bei bestimmten Erkrankungen und Beschwerden sinnvoll und lebens-
verlängernd, wie z. b. bei Patienten, die trotz einer mit Bypasses
therapierten koronaren Herzerkrankung eine hochgradig eingeschränkte Herzfunktion haben, oder bei Patienten, die im Rahmen einer schnellen Herzkammerrhythmusstörung wiederbelebt
werden mussten, ohne dass die Ursache der Kammerrhythmus-
störung therapierbar ist. Neuere Studien lassen vermuten, dass
auch Patienten mit einer besonderen Herzmuskelerkrankung (di-
latative Kardiomyopathie), die mit einer hochgradig reduzierten
Herzfunktion einhergeht, von der Implantation eines Kardioverter-Defibrillators profitieren. Ebenso wird bei Patienten, die auf
eine Herztransplantation warten und bei denen gleichfalls ein
erhöhtes Risiko für schnelle Herzkammerrhythmusstörungen vorliegt, als Überbrückung bis zur Transplantation ein Kardioverter-
Defibrillator implantiert. Im Fachjargon spricht man dann von
„bridging to transplant".

Welche zusätzliche Schrittmacherfunktion der Kardioverter-Defibrillator besitzen sollte, hängt von Ihrem Herzrhythmus und seinen Störungen bzw. von Ihrer Herzfunktion ab. Es gelten hier die
gleichen Richtlinien zur Auswahl des Systems wie oben bereits
beschrieben.

Wie lange muss ich auf die Operation warten?

Wenn bei Ihnen die Indikation für einen Schrittmacher oder einen Kardioverter-Defibrillator gestellt wurde, müssen Sie in der Regel nicht lange auf einen Operationstermin warten. Die Wartezeit richtet sich nach der Organisation und der Operationskapazität der von Ihnen gewählten Klinik.

Wie kann ich die Zeit vor der Operation sinnvoll nutzen?

Wenn Sie einen Aufnahmetermin in der Klinik haben, dann ist es sinnvoll, Medikamente, die die Blutgerinnung beeinflussen, einige Tage vor der Operation nach Rücksprache mit Ihrem Arzt abzusetzen. Dazu zählen Aspirin, Clopidoprel oder Marcumar. Auf diese Weise wird die Gefahr von Blutungskomplikationen reduziert.

Patienten, die Marcumar einnehmen, müssen diese Zeit mit einem anderen blutgerinnungshemmenden Medikament, dem Heparin, überbrücken. Ist es dabei angezeigt, das Heparin über eine Vene kontinuierlich zu verabreichen, dann müssen Sie zur Umstellung bereits einige Tage vor der geplanten Operation ins Krankenhaus kommen. Das ist der Fall bei Patienten, die Träger von mechanischen Herzklappen (Kunststoffherzklappen) sind.

Wie viele Tage vor der Operation werde ich stationär in der Klinik aufgenommen?

In der Regel werden Sie einen Tag vor der geplanten Operation oder am OP-Tag stationär aufgenommen. Zur Aufnahme sollten Sie die Befunde der Voruntersuchungen mitbringen. Müssen allerdings vorher noch ergänzende Untersuchungen durchgeführt werden, dann kann sich Ihr Operationstermin entsprechend verzögern. Gelegentlich können auch Notfälle zur Terminverschiebung führen.

▪ Was geschieht am Tag vor der Operation?

Die Stationsärztin oder der Stationsarzt erhebt die Kranken-geschichte und untersucht Sie zur Erstellung eines Aufnahme-befundes. Danach wird entschieden, welche zusätzlichen Maßnah-men noch bei Ihnen durchgeführt werden müssen. Die meisten Patienten, die zur Schrittmacherimplantation kommen, wurden bereits im Rahmen der Voruntersuchungen geröntgt. Um auf eine weitere Röngtenaufnahme zu verzichten, ist es sinnvoll das zuletzt aufgenommene Röntgenbild mitzubringen. Je nach dem Zeitraum, der zwischen der letzten Röngtenaufnahme und dem OP-Termin liegt, kann dann entschieden werden, ob noch ein aktuelles Rönt-genbild erforderlich ist.

Das Gespräch zwischen Arzt und Patient ist von allergrößter Bedeutung. Der Stationsarzt klärt Sie ausführlich über die Risiken und den Verlauf der Operation auf. Scheuen Sie sich nicht, Fragen zu stellen. Das ärztliche Team ist immer bereit, Ihre persönlichen Fragen zu beantworten, um Ihnen die Angst und die Ungewiss-heit vor der anstehenden Operation zu lindern. Die Aufklärung über den geplanten Eingriff muss immer bereits am Tage vor der Operation erfolgen. Das trifft auch dann zu, wenn Sie am OP-Tag erst stationär aufgenommen werden.

Des Weiteren müssen Sie sich auch Blutentnahmen unterziehen. Sie dienen zur Aussage über Organfunktionen, Blutkörperchen, Entzündungszeichen und Blutgerinnungswerte. Bei Operationen, die in Vollnarkose durchgeführt werden, wird zusätzlich noch die Blutgruppe bestimmt.

Blutuntersuchungen, die zur Feststellung von durch Blut über-tragbaren Krankheiten dienen, werden heute fast routinemäßig vor allen geplanten Operationen durchgeführt. Zu diesen Krank-heiten zählen entzündliche Lebererkrankungen (Hepatitis A, He-patitis B, Hepatitis C) und HIV (Abkürzung für den englischen Fachbegriff „human immunodeficiency virus") mit dem Krank-heitsbild AIDS (Abkürzung für den englischen Fachbegriff „acquired immunodeficiency syndrome"). Diese Tests sind für Sie aus rechtlichen Gründen wichtig. Falls Sie bei der Operation eine Fremdblutübertragung benötigen, besteht ein geringes Restrisiko, sich mit einer der oben genannten Krankheiten anzustecken. Daher ist es unerlässlich zu beweisen, dass Sie diese Infektion nicht schon vor der Operation mitgebracht haben. Allerdings ist eine Fremdblutübertragung bei einer Schrittmacher- oder Kardioverter-Defibrillator-Implantation nur extrem selten notwendig.

Bei der routinemäßigen Schrittmacherimplantation ist keine Vollnarkose erforderlich, trotzdem bekommen Sie auch hier Besuch von dem Narkosearzt oder der Narkoseärztin (Anästhesist/in), da im Rahmen sehr seltener Notfallsituationen eine Vollnarkose erforderlich werden kann. Ist bei Ihnen von vornherein ein Eingriff in Vollnarkose geplant, wie bei der Kardioverter-Defibrillator-Implantation, dann spricht der Narkosearzt oder die Narkoseärztin mit Ihnen über den Verlauf der Narkose. Dabei werden Ihnen noch verschiedene Fragen gestellt, z. B. ob Sie schon einmal eine Narkose bekamen, wenn ja, wie Sie diese vertragen haben etc.

Ebenso stellt sich der Operateur oder die Operateurin bei Ihnen vor, um die geplante Operation mit Ihnen zu besprechen. Auch hier haben Sie die Möglichkeit, ungeniert zu fragen, was Sie wissen möchten.

Da die Haare als Träger von vielen Keimen eine Infektionsquelle darstellen, wird die Körperbehaarung im Brustbereich entfernt. Dazu wird ein hautschonender Rasierapparat eingesetzt. Nach dieser Prozedur empfiehlt es sich, mit einer speziellen Seifenlösung gegen Wundinfektionen zu duschen.

Ist bei Ihnen eine Schrittmacherimplantation in örtlicher Betäubung vorgesehen, dann reicht es, wenn Sie sechs Stunden vor Operationsbeginn nüchtern bleiben. Anders ist es bei Operationen, die in Vollnarkose durchgeführt werden. Hier müssen Sie ab 22 Uhr am Vortag nüchtern bleiben, d. h. Sie dürfen nichts mehr essen und ebenso nichts mehr trinken. Letzteres ist für die geplante Narkose sehr wichtig, damit bei der Narkoseeinleitung kein Mageninhalt über die Luftröhre in die Lunge gelangt und dort Entzündungen oder eine Verstopfung der Atemwege auslöst. Damit Sie in der Nacht vor Ihrer Operation gut schlafen können und sich nicht zu viele Sorgen machen, bekommen Sie noch eine Schlaftablette.

▓ Was geschieht am OP-Tag vor und nach der Operation?

Je nachdem, was für eine Operation geplant ist, erhalten Sie noch eine Beruhigungstablette, bevor Sie in den Operationssaal kommen. Eine Schwester oder ein Pfleger bringt Sie in Ihrem Bett zur OP-Schleuse, das ist der Übergangsbereich zum Operationstrakt. Hier nimmt Sie zunächst das OP-Pflegepersonal in Empfang. Es folgt das Umbetten von Ihrem Bett auf den Operationstisch. Danach werden Sie in einen kleinen Raum vor dem eigentlichen Operationssaal gefahren. Hier erwartet Sie das Narkoseteam, bestehend aus einer Pflegekraft und/oder einem Narkosearzt bzw. -ärztin.

▓ Vor einem Eingriff in **örtlicher Betäubung** wird Ihnen dann eine Pflegekraft eine Verweilkanüle in eine Handvene legen, über die Flüssigkeit oder Medikamente gegeben werden können. Je nach Art der Herzrhythmusstörung werden gegebenenfalls zur Sicherheit noch Schrittmacherelektroden auf den Brustkorb geklebt, die bei Bedarf die Stimulation des Herzens während der Schrittmacherimplantation übernehmen können.

▓ Bei einer **Operation in Vollnarkose** werden über diese Verweilkanüle die für die Narkose notwendigen Medikamente verabreicht. Des Weiteren ist für die Kardioverter-Defibrillator-Implantation oder bei Eröffnung des Brustkorbes zur Implantation von Elektroden direkt auf das Herz die „blutige" Blutdruckmessung unumgänglich. Dazu wird in die Unterarm- oder seltener in die Leistenschlagader ein dünner Katheter gelegt, über den der Blutdruck ständig gemessen wird. Blut, das aus diesem Katheter entnommen wird, lässt zusätzlich noch eine Aussage über die Sauerstoffversorgung des Blutes durch die Lunge zu. Selbstverständlich erhalten Sie eine örtliche Betäubung, bevor irgendeine Nadel in Ihre Haut eindringt.

Bei der Implantation eines Kardioverter-Defibrillators werden zwei externe Defibrillationsklebeelektroden auf den Brustkorb angebracht. Das ist sehr wichtig, da damit im Notfall eine externe Defibrillation durchgeführt werden kann. Notwendig wird dies dann, wenn das zur Testung des Kardioverter-Defibrillators ausgelöste Kammerflimmern durch den implantierten Kardioverter-Defibrillator nicht beendet werden kann.

Nun beginnt die eigentliche Narkose. Eine Maske, aus der reiner Sauerstoff kommt, wird Ihnen vor das Gesicht gehalten. Die verabreichten Medikamente lassen Sie müde werden, Sie schlafen ein. Da diese Medikamente auch die Atmung unterdrücken, überwacht der/die Narkosearzt/ärztin jetzt die Atmung für Sie und beatmet Sie mit der Maske. Anschließend wird eine schlauchartige Kunststoffröhre (*Tubus*) in Ihrer Luftröhre platziert und am Ende durch einen aufblasbaren Ballon („*cuff*") geblockt. Dadurch wird verhindert, dass Beatmungsluft seitlich der Kunststoffröhre entweicht. Über diese Kunststoffröhre werden Sie nun beatmet.

Eine Magensonde leitet Magensekret in einen Beutel ab, damit es während der Phase der künstlichen Beatmung nicht in die Lunge zurückläuft und hier eine Lungenentzündung hervorruft. Denn die zur Narkose nötigen Medikamente schalten eigene Schutzreflexe aus, die unter normalen Bedingungen verhindern, dass Magensaft in die Lunge gerät.

Danach werden je nach geplantem Eingriff und vorliegender Grunderkrankung noch weitere Katheter gelegt. Dies geschieht über eine der großen Halsvenen, meistens auf der rechten Seite. Einer dieser Katheter endet im Bereich vor dem rechten Vorhof und erlaubt die Gabe von Medikamenten direkt in das Herz, somit können herzwirksame Medikamente ihre Wirkung am Ort des Geschehens schneller entfalten. Man bezeichnet ihn als *zentralvenösen Katheter*. Zusätzlich oder als Alternative zum zentralvenösen Katheter kann ein zweiter Katheter, die *Schleuse*, gelegt werden – auch dies in der Regel über eine der großen Halsvenen. Durch die Schleuse kann eine Schrittmacherelektrode, wie bereits bei den passageren Schrittmachern beschrieben (siehe S. 72), eingeschwemmt werden. Dies wird erforderlich, wenn das Schrittmachersystem ausgewechselt werden muss und der Patient keinen ausreichenden Eigenrhythmus hat. Der eingeschwemmte Schrittmacher übernimmt dann solange die Schrittmacherfunktion, bis das alte Schrittmachersystem durch ein neues ersetzt ist.

Zur Überprüfung der Nierenfunktion bzw. der Ausscheidung während der Operation dient ein Blasenkatheter. Bei der Implantation eines Schrittmachers in örtlicher Betäubung ist das nicht notwendig, wohl aber bei der Implantation eines Kardioverter-Defibrillators.

Der Narkosearzt ist nicht nur für das Legen der Katheter, die künstliche Beatmung und die Narkose verantwortlich, sondern er überwacht während der Operation auch die Kreislaufparameter, d. h. den Blutdruck, den Herzrhythmus oder EKG-Veränderungen. Inzwischen wurde von dem OP-Pflegepersonal schon alles Nötige (Instrumente, Nahtmaterial etc.) für die geplante Operation vorbereitet.

Nun werden Sie in den Operationssaal gefahren. Erhielten Sie eine Vollnarkose, dann sind Sie in der Welt der Träume und bekommen von alledem nichts mehr mit. Da Ihre Haut Träger vieler Bakterien und Keime ist, muss sie vor der Operation mit einer Desinfektionslösung gereinigt werden. Danach werden Sie mit sterilen Tüchern abgedeckt. Findet die Operation bei Ihnen in örtlicher Betäubung statt, dann bekommen Sie noch über einen Kunststoffsonde etwas Sauerstoff, und falls Ihr Blutdruck nicht schon „blutig" ständig gemessen wird, pumpt sich von Zeit zu Zeit die Blutdruckmessmanschette an Ihrem Arm auf. An einem Ihrer Finger befindet sich ein „Fingerklipp", der zur Messung der Sauerstoffversorgung des Blutes dient.

Der Verlauf der eigentlichen Schrittmacheroperation bzw. der Kardioverter-Defibrillator-Implantation wird ausführlich im nächsten Kapitel beschrieben. Um des Zusammenhangs willen soll daher an dieser Stelle auf die Beschreibung der Operationsstrategie verzichtet werden.

▨ Nach einer Operation, die in **örtlicher Betäubung** erfolgte, werden Sie anschließend wieder in Ihr Zimmer gebracht. Dort wird zunächst ein EKG geschrieben und Sie bleiben noch für etwa weitere drei Stunden nüchtern. Außerdem wird zur Kontrolle der Sondenlagen und der Aggregatimplantation nach einiger Zeit ein Röntgenbild gemacht, das im Bett angefertigt wird. Es dient auch der Kontrolle von möglichen Komplikationen wie der Ausbildung eines *Pneumothorax*. Wird bei der Operation das Lungenfell verletzt, so kann sich im Raum zwischen Lunge und Brustwand Luft ansammeln, was zur Folge hat, dass sich die Lunge nicht mehr richtig entfalten kann. Man spricht dann von einem Pneumothorax. Zur Entlastung des Pneumothorax muss eine Drainage gelegt werden, über die die Luft abgeleitet wird, sodass sich die Lunge wieder ungehindert entfalten kann.

▪ Erhielten Sie eine **Narkose** und wurden während der Operation beatmet, dann werden Sie in der Regel schon im Operationssaal von der künstlichen Beatmung befreit, sodass Sie wieder alleine Luft holen können; manchmal ist es auch notwendig, dass Patienten noch beatmet auf die Intensivstation gelangen. Hier sind Sie an eine Vielzahl von Geräten angeschlossen. Solange Sie auf der Intensivstation noch beatmet werden, können Sie aufgrund des Beatmungsschlauches in der Luftröhre nicht sprechen. Das Pflegepersonal wird Ihnen deshalb Fragen stellen, die Sie mit Kopfnicken beantworten können. In der Regel werden Sie jedoch schnell von der Beatmungsmaschine befreit und die Kunststoffröhre kann aus der Luftröhre gezogen werden (*Extubation*). In den ersten Stunden nach der Extubation bleiben Sie aus Sicherheitsgründen noch nüchtern. Auch hier wird zur Kontrolle ein Röntgenbild gefertigt.

Die meisten Patienten können sich an die Entwöhnungsphase von der Beatmungsmaschine später nicht mehr erinnern.

Auf der Intensivstation werden Ihre Herz-/Kreislauffunktionen fortlaufend überwacht. Viele routinemäßige Maßnahmen dienen Ihrer Sicherheit, um etwaige Unregelmäßigkeiten schneller zu erkennen und unverzüglich erfolgreich behandeln zu können. Auch hier wird zur Kontrolle ein EKG geschrieben und ein Röntgenbild aufgenommen.

Wurde bei Ihnen der Brustkorb eröffnet, dann werden Sie noch Wunddrainagen haben, die meistens ein bis zwei Tage nach der Operation entfernt werden können.

Die Verlegung von der Intensiv- auf die Normalstation findet in der Regel je nach Grunderkrankung und Zeitpunkt der Extubation nach etwa 3 bis 24 Stunden statt.

Die ersten Tage nach der transvenösen Implantation von Sonden ist es extrem wichtig, den Arm auf der Seite der Sondenimplantation zu schonen, um eine mögliche *Dislokation* (Lageveränderung) der Sonden zu vermeiden: Durch die Veränderung der Sondenlage können Schrittmacherfehlfunktionen auftreten. Daher sollten Sie die Hand nicht zum Kämmen hinter Ihren Kopf führen oder mit dem Arm ausladende kreisende Bewegungen machen. Am besten ist es, alle Tätigkeiten in den ersten drei Tagen nach der Operation mit der anderen Hand zu erledigen.

Wie verläuft die Schrittmacheroperation selbst?

Im Folgenden wird zunächst die häufigste Operationsmethode besprochen, die transvenöse Einführung der Elektroden sowie die Aggregatimplantation in örtlicher Betäubung (Lokalanästhesie). Es folgt dann die Schrittmacheraufrüstung von einem Ein- auf ein Zwei- bzw. ein Dreikammersystem, der Aggregatwechsel und die Sondenexplantation sowie die seltene Implantation der Schrittmachersonden durch Eröffnung des Brustkorbs.

▨ Implantation der Sonde durch die Vene (Lokalanästhesie)

Zur transvenösen Einführung der Elektroden und zur Aggregatimplantation in örtlicher Betäubung erfolgt unterhalb des rechten Schlüsselbeins (zwischen dem äußeren und mittleren Drittel des Schlüsselbeins) ein Hautschnitt von etwa 4 cm Länge. In Ausnahmefällen, z. B. bei rechtshändigen Jägern wegen des Gewehranlegens, wird die Implantation des Schrittmachers linksseitig durchgeführt, um das Aggregat zu schützen. Von dem Hautschnitt ausgehend wird zwischen dem Unterhautgewebe und der darunter liegenden Muskelschicht die Schrittmachertasche für das Schrittmachergehäuse (Aggregat) gefertigt. Dann wird die Schlüsselbeinvene mit einer Kanüle angestochen (punktiert). Über diese Kanüle wird ein Draht bis zum Herzen vorgeschoben und die Kanüle anschließend entfernt. Mittels Röntgenaufnahme wird die Lage des Drahtes kontrolliert. Mit einem *Dilatator* (eine etwas dickere Plastikkanüle, die sich zur Spitze hin verjüngt) wird das Gewebe bis zur Punktionsstelle und die Punktionsstelle selbst aufgedehnt und der Dilatator anschließend wieder über den Draht herausgezogen. Dann wird eine größere Plastikkanüle (*Schleuse*) über den Dilatator geschoben und beides über den Draht erneut in das Gefäß eingeführt. Die Schleuse besitzt ein Rückschlagventil, das verhindert, dass Blut aus der Vene herausläuft. Anschließend kann der Draht und der Dilatator entfernt werden. Die Schleuse hat einen Innendurchmesser, der so groß ist, dass die Schrittmachersonde, deren Ende im Herzen verankert werden soll, problemlos durchgeschoben werden kann. Unter Röntgenkontrolle platziert der Operateur die Sonde(n).

■ Beim **Vorhofeinkammersystem** wird eine Sonde in den Vorhof gelegt (Abb. 26a). Wir verwenden dazu meistens Schraubelektroden. Vor Implantation der Schraubelektrode wird die kleine Schraube am Kopf der Sonde zunächst herausgedreht. Damit testet man zum einen, ob der Schraubmechanismus funktioniert, und zum anderen zählt man ab, wie viele Umdrehungen nötig sind, um die Schraube vollständig herauszudrehen. Nachdem die Schraube wieder in den Sondenkopf zurückgeschraubt wurde, wird die Elektrode unter Röntgenkontrolle bis in den Vorhof vorgeschoben. In das Elektrodeninnere selbst wird ein dünnes Drähtchen eingeführt, das am anderen Ende J-förmig vorgebogen ist. Das Drähtchen erleichtert das Vorschieben sowie das Platzieren der Sonde an der Vorhofwand. Hat man ein gute Stelle im rechten Vorhof zur Fixierung des Sondenkopfes gefunden, dann wird die kleine Schraube vollständig herausgedreht und verbindet sich dadurch mit der Vorhofwand. Anschließend wird der Draht aus

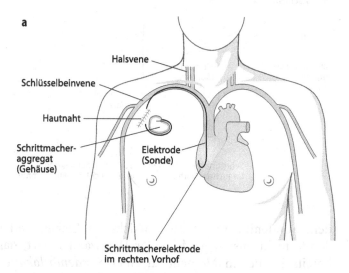

Abb. 26. Schrittmacherimplantation: **a** Vorhofeinkammerschrittmacher, **b** Ventrikeleinkammerschrittmacher, **c** Zweikammerschrittmacher

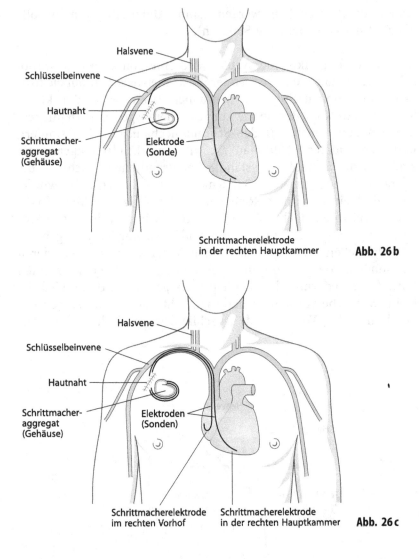

Schlüsselbeinvene

Halsvene

Hautnaht

Schrittmacher-
aggregat
(Gehäuse)

Elektrode
(Sonde)

Schrittmacherelektrode
in der rechten Hauptkammer **Abb. 26 b**

Schlüsselbeinvene

Halsvene

Hautnaht

Schrittmacher-
aggregat
(Gehäuse)

Elektroden
(Sonden)

Schrittmacherelektrode
im rechten Vorhof

Schrittmacherelektrode
in der rechten Hauptkammer **Abb. 26 c**

dem Sondeninneren durch vorsichtiges Ziehen entfernt. Ist die
Sonde nicht ausreichend an der Herzwand fixiert, dann kann es
bereits in diesem Moment zu einer *Sondendislokation* kommen,
das ist eine Veränderung der Sondenlage, die eine neue Platzierung erforderlich macht. Wenn dies nicht der Fall ist, so werden

nun die Sondenmesswerte bestimmt, die darüber Auskunft geben, ob die Stelle der Sondenfixierung bzw. die Verbindung zwischen Sonde und Herzwand in Ordnung ist. Dazu wird das Ende der Sonde mit einer Art „Überleitungskabel" aus dem sterilen OP-Feld geführt und an ein Messgerät angeschlossen, das diese Parameter überprüft. Sind die Messwerte nicht zufriedenstellend, dann muss die Elektrode noch einmal neu platziert werden. Sind sie o.k., dann wird im Bereich der Elektrode, wo sie aus der Schlüsselbeinvene heraustritt, eine Naht zur Fixierung der Sonde gelegt, damit sich die Sondenlage z.B. durch die Bewegung des Armes nicht verändert.

Sodann folgt der Anschluss der Elektrode an das Schrittmacheraggregat. Dabei ist darauf zu achten, dass die Verbindungsstelle der Sonde zum Gehäuse sauber ist und das Sondenende ausreichend weit in den Konnektorteil des Aggregates vorgeschoben wird. Die eigentliche Fixierung der Sonde im Konnektorteil des Aggregates geschieht durch Schrauben, die mit Hilfe eines Miniaturschraubenziehers mit Drehmomentmessung festgezogen werden. Dabei wird der Schraubenzieher solange gedreht, bis ein dreimaliges „Klicken" zu hören ist. Anschließend wird durch einen leichten Zug an der Sonde getestet, ob sie gut mit dem Aggregat verbunden ist.

Ist alles in Ordnung, dann wird das Operationsfeld noch einmal auf Bluttrockenheit überprüft und das Schrittmachergehäuse in die vorgefertigte Schrittmachertasche versenkt. Beim Verlegen der Elektrode in die Schrittmachertasche muss darauf geachtet werden, dass sie nicht knickt, denn das kann zu einer Fehlfunktion führen und ihre Lebensdauer deutlich verkürzen. Das Schrittmachergehäuse besitzt nun einen vorgefertigten kleinen Kanal im Konnektorteil, der dazu dient, eine Naht durchzuziehen, um das Schrittmacheraggregat im Gewebe zu fixieren. Dadurch wird verhindert, dass sich die Lage des Aggregates in der Schrittmachertasche verändert oder das Aggregat später „wandert". Die Schrittmachertasche, das Unterhautgewebe und die Haut werden zugenäht. Erfolgt die Hautnaht mit resorbierbarem (selbstauflösendem) Material, dann ist kein Fadenziehen nach der Operation erforderlich.

▦ Beim **Ventrikeleinkammersystem** wird eine Sonde in die rechte Herzhauptkammer gelegt (Abb. 26 b). Die Autoren selbst bevorzugen dabei Ankerelektroden, bei denen der Sondenkopf durch Verhaken des Ankers mit der Herzwand fixiert wird. Zur besseren Führung bei der Implantation der Sonde wird auch hier in das Elektrodeninnere ein dünnes Drähtchen eingeführt, das entweder gerade ist oder vom Operateur entsprechend vorgebogen wird. Das Drähtchen erleichtert das Vorschieben sowie das Platzieren der Sonde an der Ventrikelwand. Bei korrekter Sondenlage wird der Draht anschließend aus dem Sondeninneren gezogen. Wie bereits bei der Vorhofsonde beschrieben, kann es bei nicht ausreichender Verankerung der Sonde mit der Herzwand zu einer Lageveränderung des Elektrodenkopfes kommen, sodass eine Neuplatzierung erforderlich wird. Nach korrekter Sondenplatzierung folgt auch hier die Bestimmung der Sondenmesswerte, die darüber Auskunft geben, ob die Stelle der Sondenfixierung bzw. die Verbindung zwischen Sonde und Herzwand in Ordnung ist. Sind die Ergebnisse zufriedenstellend, so wird die Elektrode mit einer Naht fixiert, damit sie keine Lageveränderung erfährt. Sie wird dann analog der Vorhofschrittmacher-Implantation an das Schrittmacheraggregat angeschlossen und beides in die vorgefertigte Schrittmachertasche versenkt. Nach Fixierung des Schrittmachergehäuses erfolgt der Wundverschluss.

▦ Bei der Implantation eines **Zweikammersystems** werden nach dem o. g. Vorgehen eine Vorhof- und eine Ventrikelsonde gelegt (Abb. 26 c). Dabei wird immer zuerst die Ventrikelsonde platziert, da bei umgekehrtem Vorgehen die Gefahr für eine Dislokation der Vorhofsonde zu groß ist. Natürlich kann auch eine bereits platzierte Ventrikelsonde beim anschließenden Legen der Vorhofelektrode ihre Lage verändern, dieses Risiko ist jedoch geringer. Beide Elektroden werden im Konnektorteil des Aggregates angeschlossen und die Operation anschließend wie oben beschrieben beendet.

▦ Beim **Dreikammersystem** wird wie beim Zweikammersystem zunächst eine Ventrikel- und dann eine Vorhofsonde gelegt. Anschließend wird die dritte Sonde über den Koronarsinus in den Bereich des linken Herzens geführt. Der Koronarsinus ist für das sauerstoffarme Blut aus dem Herzen der Transportkanal in den rechten Vorhof. Die Sonde wird dabei durch die Mündungsstelle des Koronarsinus im rechten Vorhof entgegen dem Blutfluss in eine Vene im Bereich der linken Herzwand vorgeschoben. Die Platzierung der Elektrode ist ein schwieriges Unterfangen, sodass diese Prozedur unter Umständen auch etwas länger dauern kann. Der weitere Operationsverlauf entspricht dem bereits oben beschriebenen.

▓ Die **Aufrüstung eines Einkammerssystem zum Zweikammersystem** bedeutet, dass zu einer bereits vorhandenen Vorhof- oder Ventrikelsonde noch eine zweite Sonde in den Ventrikel bzw. Vorhof gelegt wird. Dazu wird die alte Operationsnarbe herausgeschnitten und ein Zugang zur Schrittmachertasche freipräpariert. Es ist sehr wichtig, dabei die vorhandene Sonde nicht zu beschädigen. Die Nahtfixierung des Schrittmachergehäuses wird gelöst und dasselbe aus der Schrittmachertasche herausgenommen. Ist ein Schrittmacher bereits längere Zeit implantiert, dann ist die Schrittmachertasche bereits mit Bindegewebe ausgekleidet und kapselt das Aggregat gut vom übrigen Gewebe ab. Es folgt nun die Implantation und Überprüfung der zweiten Elektrode wie oben beschrieben. Die bereits vorhandene Sonde wird durch Öffnen der Fixierungsschraube aus dem Konnektorteil des Aggregates entfernt und ihre Messwerte ebenfalls noch einmal überprüft, um auszuschließen, dass sie durch die chirurgische Manipulation verletzt wurde oder einfach altersbedingte Veränderungen erfahren hat, die einen Sondenwechsel erforderlich machen würden. Alte Sonde und neue Sonde werden dann, wenn die Messwerte in Ordnung sind, mit dem neuen Zweikammerschrittmacher-Aggregat verbunden. Letzteres wird wieder in die Schrittmachertasche versenkt und die Operation in bekannter Art und Weise beendet.

▓ Die **Aufrüstung eines Zweikammersystems zum Dreikammersystem** erfolgt analog der Aufrüstung eines Einkammersystems zum Zweikammersystem, mit dem Unterschied, dass hier die zusätzliche Sonde im Bereich des linken Ventrikels über den Koronarsinus platziert wird. Das Zweikammerschrittmacher-Aggregat wird durch ein Dreikammerschrittmacher-Gehäuse ausgetauscht.

▓ Implantation der Sonde durch Eröffnung des Brustkorbs (Narkose)

▓ Wie schon auf S. 94 erwähnt lässt sich in ganz seltenen Fällen eine **Schrittmachersonde nicht intravenös platzieren**, sodass eine herzchirurgische Operation erforderlich ist. Dies trifft in der Regel nur auf die linksventrikulären Schrittmacherelektroden (Dreikammerschrittmacher) zu. Zur Eröffnung des Brustkorbs wird seitlich unterhalb der linken Brust (*laterale Thorakotomie*) ein Zugang zum linken Herzen zwischen den Rippen gewählt (Abb. 27 a). Ist der Brustraum eröffnet, dann wird die Lunge zur Seite geschoben und als nächstes der Herzbeutel eröffnet. Man gelangt auf diese Weise direkt zum linken Herzen. Hier wird der Kopf der epikardialen Sonde mit Nähten auf dem linken Herzen fixiert. Es folgt die Überprüfung der Messwerte der Sonde. Bei guten Ergebnissen der Messparameter wird das Sondenende nun aus dem Brustraum ins Unterhautgewebe und von dort aus unter der Haut getunnelt zum Schrittmacheraggregat geführt, wo es im Konnektorteil des Dreikammerschrittmachers festgeschraubt wird. Die

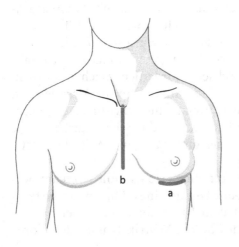

Abb. 27. Operative Zugänge zum Herzen: *a* Zugang durch die Mitte des Brustkorbes (mediane Sternotomie), *b* kleiner Zugang unterhalb der linken Brust (laterale Thorakotomie)

Operationswunden werden anschließend nach sorgfältiger Blutstillung wieder verschlossen. Da die linke Lungenhöhle (*Pleurahöhle*) eröffnet wurde, wird hier noch eine Drainage eingelegt, die sich ansammelndes Wundsekret oder Luft nach außen ableitet. Sie wird am ersten oder zweiten Tag nach der Operation wieder gezogen.

▦ Wenn bei ohnehin **geplanten Herzoperationen** bereits präoperativ (d. h. vor der Operation) bekannt ist, dass ein Schrittmacher implantiert werden muss, bietet es sich an, gleich während dieser Operation epikardiale Schrittmacherelektroden aufzunähen. Diese können dann sofort oder bei einer weiteren Operation an ein Aggregat angeschlossen werden. Das Aggregat kann nach Anschluss der Elektroden in einer Tasche unter der Bauchmuskulatur links unterhalb des unteren Brustbeinpols implantiert werden (Abb. 28).

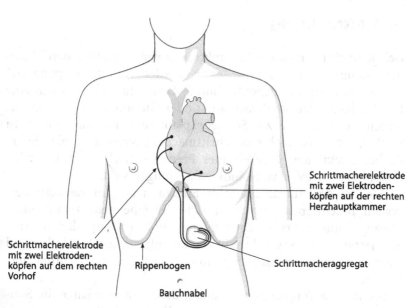

Schrittmacherelektrode
mit zwei Elektroden-
köpfen auf der rechten
Herzhauptkammer

Schrittmacherelektrode
mit zwei Elektroden-
köpfen auf dem rechten
Vorhof

Rippenbogen

Schrittmacheraggregat

Bauchnabel

Abb. 28. Schrittmacherimplantation im Rahmen einer Herzoperation. Das Aggregat wird nach Anschluss der Elektroden in einer Tasche unter der Bauchmuskulatur links unterhalb des unteren Brustbeinpols implantiert

▦ Aggregatwechsel

Der Aggregatwechsel wird oft auch als Batteriewechsel bezeichnet, was eigentlich nicht korrekt ist. Da sich die Batterie im Aggregat nicht austauschen lässt, muss das gesamte Aggregat entfernt und ein neues implantiert werden.

Beim Aggregatwechsel, der in der Regel ebenfalls in örtlicher Betäubung erfolgt, wird die alte Operationsnarbe herausgeschnitten und unter Verschonung der Sonden bis zur Schrittmachertasche freipräpariert. Diese wird eröffnet und das alte Aggregat herausgeholt. Die Sondenenden werden losgeschraubt und ihre Messwerte noch einmal überprüft. Anschließend werden sie in das Konnektorteil des neuen Schrittmachergehäuses geschoben und fixiert. Das neue Aggregat wird dann in die bereits vorhandene Schrittmachertasche versenkt. Es folgt nun noch der Wundverschluss.

▦ Sondenentfernung

Gelegentlich kann es zu Fehlfunktionen von Schrittmacherelektroden kommen, sodass diese dann wieder entfernt (*explantiert*) werden müssen (Sondenentfernung). Ursachen dafür können eine Beschädigung der Sondenisolation oder ein Sondenbruch sein. Eine andere Indikation zur Sondenexplantation sind Infektionen. In solchen Fällen ist auch das Schrittmachergehäuse zu explantieren, da bei Infektionen generell alles Fremdmaterial entfernt werden muss, bis sie wieder vollständig abgeklungen sind.

Wie bei der Aufrüstung vom Einkammer- zum Zweikammersystem beschrieben, verschafft sich der Operateur zuerst einen Zugang zum Schrittmachergehäuse, holt es aus der Schrittmachertasche heraus, schraubt die zu entfernende Sonde los und zieht sie schließlich aus dem Konnektorteil des Schrittmachers heraus.

Die weitere Vorgehensweise hängt davon ab, wie lange die Sonde bereits implantiert ist. Sonden, die innerhalb eines kurzen Zeitraums nach Implantation entfernt werden müssen, können meist durch einfachen Zug ohne besondere Hilfsmittel gezogen werden. Dieser Eingriff kann in örtlicher Betäubung oder in Vollnarkose durchgeführt werden. Die im Folgenden beschriebenen Verfahren werden dagegen alle in Vollnarkose durchgeführt. Die Gefahr bei der Sondenentfernung ist generell eine Verletzung des Herzens oder der großen Gefäße, was zu lebensbedrohlichen Komplikationen führen kann. Deshalb ist es wichtig, solche Eingriffe nur in Zentren durchzuführen, in denen eine herzchirurgische Abteilung vorhanden ist, sodass im Notfall schnelle Hilfe gewährleistet wird. Sind die Sonden länger als ein Jahr implantiert, so werden geeignete Entfernungshilfen erforderlich. Man spricht dann von einer *Sondenextraktion*. Eine dieser Entfernungshilfen ist der *Entfernungsmandrin*, ein spezieller Draht, der wie die Drähte bei der Sondenimplantation in das Innere der Sonde eingeführt werden kann. Diese Entfernungsmandrins verlagern den Zug, der beim Ziehen auf die Sonde ausgeübt wird, auf den Sondenkopf und erleichtern dadurch das Lösen der Sonde von der Herzwand. Daneben gibt es auch eine Art „Hüllen" (Sheaths), die über die Sonde geschoben werden und sich mit Laser oder elektrochirurgisch entlang der Sonde bewegen und diese dadurch von Verwachsungen lösen. Diese Verfahren sind jedoch nicht ungefährlich, da es dabei zur Verletzung der Gefäße und des Herzens kommen kann.

In sehr seltenen Fällen ist die Sondenentfernung herzchirurgisch durch Eröffnung des Brustkorbs mit Zuhilfenahme der Herz-Lungen-Maschine erforderlich. Dies ist dann der Fall, wenn sich auf den Sonden Ablagerungen gebildet haben, Strukturen des Herzens mit einbezogen sind oder sich die Sonden durch die o.g. Maßnahmen nicht sicher entfernen lassen.

Der Zugang zum Herzen erfolgt in der Mitte des Brustkorbs durch das Brustbein (*mediane Sternotomie*). Noch vor dem Hautschnitt werden die Schläuche für die Herz-Lungen-Maschine an den „Herz-Lungen-Maschinisten" (*Kardiotechniker*) abgegeben, der sie mit dem Leitungssystem der Herz-Lungen-Maschine verbindet. Der Anschluss an den Körperkreislauf erfolgt jedoch erst zu einem späteren Zeitpunkt. Bei der medianen Sternotomie wird in der Mitte des Brustbeins, je nach Brustbeinlänge, ein etwa 15–25 cm langer Hautschnitt durchgeführt (Abb. 27b, siehe S. 100). Durch die Unterhautschicht gelangt man auf das Brustbein, das mit einer Art Knochensäge in der Mitte längsgespalten wird. Ein Brustbeinsperrer drängt die beiden Brustbeinhälften auseinander. Man sieht nun den Herzbeutel. Nach Eröffnen des Herzbeutels blickt man direkt auf das Herz.

Im nächsten Schritt wird nun die Herz-Lungen-Maschine angeschlossen. Diese Maschine übernimmt, wie der Name schon sagt, die Funktion von Herz und Lunge. Dazu wird eine Kanüle in die große Körperschlagader (*Aorta*) und im Bereich des rechten Vorhofs jeweils eine Kanüle in die große obere und untere Hohlvene geschoben. Über letztere gelangt das Blut der Schwerkraft folgend in einen Blutsammelbehälter der Herz-Lungen-Maschine und wird dann in einer Art künstlichen Lunge (*Oxygenator*) von Kohlendioxid befreit und mit Sauerstoff angereichert, um anschließend durch die Kanüle in der Aorta und wieder in den Körperkreislauf zurück gepumpt zu werden. Da nun die Herz-Lungen-Maschine die Funktion von Herz und Lunge übernimmt, kann das Herz aus dem Kreislauf ausgeschaltet und der rechte Vorhof eröffnet werden. Die Sonde wird unter Sicht von Verwachsungen mit der Trikuspidalklappe oder anderen Herzstrukturen gelöst und nach Schaffung eines Zugangs zum Sondenende im Bereich der ehemaligen Implantationsstelle unter dem Schlüsselbein durch Ziehen am Sondenende entfernt. Danach wird der Vorhof mit einer Naht verschlossen, Herz und Lunge übernehmen wieder ihre Funktion, und die Herz-Lungen-Maschine kann abgeschaltet sowie die Kanülen gezogen werden. Die Kanülierungsstellen werden nochmals übernäht. Nach sorgfältiger Blutstillung wird das durchtrennte Brustbein mit Drahtschlingen adaptiert und das Unterhautgewebe und die Haut werden anschließend mit Nähten verschlossen, ebenso wie der Zugang zur ehemaligen Implantationsstelle.

Lässt sich die Sonde, wie oben beschrieben, nicht durch einfache Maßnahmen ziehen und ist das Risiko einer herzchirurgischen Entfernung aber zu groß, so ist es eine Alternative, sie einfach zu belassen. Allerdings ist das nur möglich, wenn die Sonde nicht infiziert ist. Das Sondenende wird dann bis kurz vor der Austrittstelle der Schlüsselbeinvene gekürzt und mit einer Kunststoffhülse sowie Silikonkleber isoliert.

Wie verläuft die Kardioverter-Defibrillator-Operation?

■ Implantation

Wie bei der Schrittmacherimplantation wird die Kardioverter-Defibrillator-Sonde üblicherweise transvenös implantiert, allerdings in Vollnarkose (Abb. 29). Im Gegensatz zum Schrittmacher erfolgt die Implantation links im Bereich unter dem äußeren Drittel des Schlüsselbeins. Hier wird ein Hautschnitt von etwa 5 cm gefertigt. Das Kardioverter-Defibrillator-Gehäuse wird aus physikalischen Gründen auf der linken Seite positioniert, da so das elektrische Feld zur Defibrillation besser ist. Die Tasche für das Aggregat wird unter dem Brustmuskel gefertigt und muss entsprechend der Ausmaße des Aggregates etwas größer sein als für Schrittmachergehäuse. Das Legen der Kardioverter-Defibrillator-Sonde und möglicher weiterer Schrittmachersonden wird wie bereits bei der Schrittmacherimplantation beschrieben durchgeführt. Die Messwerte der Sonden werden wieder überprüft, die Sonden dann an

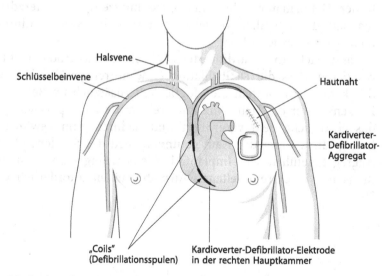

Abb. 29. Implantation eines Kardioverter-Defibrillators mit Ventrikeleinkammer-Schrittmacherfunktion

das Aggregat angeschlossen und dieses in der vorgefertigten Tasche versenkt.

Nun wird ähnlich wie bei der Schrittmacherkontrolle – ein in eine sterile Hülle eingehüllter Programmierkopf eines Kardioverter-Defibrillator-Programmiergerätes über das implantierte Aggregat gehalten. Der Informationsaustausch zwischen dem Programmiergerät und dem Aggregat geschieht telemetrisch durch die Haut. Nach einem festgelegten Schema wird dann getestet, ob der implantierte Kardioverter-Defibrillator auch einwandfrei funktioniert. Dazu wird mit einem elektrischen Reiz Kammerflimmern ausgelöst, das der Kardioverter-Defibrillator mit einer vorgegebenen Energie und innerhalb eines bestimmtem Zeitraums durch eine Defibrillation beendet haben muss. Um einen gewissen Sicherheitsbereich zu gewährleisten, wird dasselbe anschließend noch zweimal mit einer etwas höheren Defibrillationsenergie getestet. Sind die Ergebnisse in Ordnung, wird die Wunde mit Nähten verschlossen.

Gelingt es nicht, mit dem implantierten Kardioverter-Defibrillator das Kammerflimmern zu beenden, dann geschieht dies über die vorher aufgeklebten Defibrillationselektroden durch einen externen Defibrillator. Sehr selten muss kurzzeitig eine Herzdruckmassage durchgeführt werden, wenn sich das Kammerflimmern nicht gleich beenden lässt.

Lässt sich die Kardioverter-Defibrillator-Elektrode nicht so platzieren, dass die Defibrillation einwandfrei gewährleistet werden kann, dann besteht die Möglichkeit zusätzlich im Bereich des Herzens unter die Haut eine Fingerelektrode zu implantieren, die das elektrische Feld vergrößert und dadurch zum gewünschten Erfolg führt. Unter der Haut getunnelt wird das Sondenende zum Aggregat geführt. Die Implantation einer Fingersonde ist allerdings nur in extrem seltenen Ausnahmefällen erforderlich (Abb. 30).

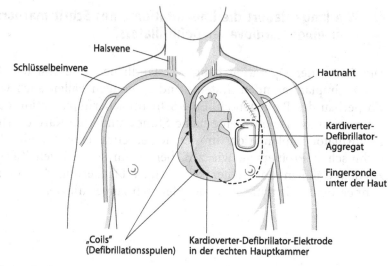

Schlüsselbeinvene

Halsvene

Hautnaht

Kardiverter-
Defibrillator-
Aggregat

Fingersonde
unter der Haut

„Coils"
(Defibrillationsspulen)

Kardioverter-Defibrillator-Elektrode
in der rechten Hauptkammer

Abb. 30. Kardioverter-Defibrillator mit Ventrikeleinkammer-Schrittmacherfunktion und Fingersonde

■ Aggregatwechsel und Sondenentfernung

Für den Wechsel eines Kardioverter-Defibrillator-Gehäuses sowie die Aufrüstung, die in Vollnarkose durchgeführt werden, gelten die gleichen Vorgehensweisen wie bei den Schrittmachersystemen beschrieben. Allerdings wird hier immer noch die Defibrillatorfunktion getestet.

Muss neben dem Aggregat auch die Kardioverter-Defibrillator-Sonde entfernt werden, dann geschieht dies immer unter einer Eröffnung des Brustkorbs und Zuhilfenahme der Herz-Lungen-Maschine, da ein anderes Vorgehen aufgrund der meist vorliegenden Verwachsungen zu riskant ist.

Wie lange dauert die Implantation eines Schrittmachers oder eines Kardioverter-Defibrillators?

Die Dauer der Operation hängt verständlicherweise von der Art des zu implantierenden Systems und in einigen Fällen auch vom Körperbau des Patienten ab. Eine Schrittmacherimplantation dauert normalerweise etwa eine halbe Stunde und eine Kardioverter-Defibrillator-Implantation in der Regel etwa eine Stunde. Bei technischen Problemen, wie z. B. bei einem schwierigen Zugang zu den Gefäßen oder einer schwierigen Platzierung der Sonde, können beide Eingriffe sich auch deutlich länger hinziehen.

Welche Komplikationen können im Rahmen einer Schrittmacher- bzw. Kardioverter-Defibrillator-Implantation auftreten?

Jeglicher Eingriff in die menschliche Natur beinhaltet Risiken. Daher ist verständlich, dass Ihnen kein ärztliches Team den Erfolg einer Operation absolut garantieren kann. Das Risiko der Schrittmacher- oder Kardioverter-Defibrillator-Implantation ist heutzutage gering. Sie können sich darauf verlassen, dass das gesamte Herzteam Vorsichtsmaßnahmen trifft, um leichte oder manchmal auch folgenschwere Komplikationen zu verhindern.

Wie bei allen Arten von Operationen können **allgemeine Komplikationen** auftreten, wie Wundentzündungen, Blutungen, Thrombosen (Bildung eines Blutgerinnsels in Gefäßen), Lungenembolie (Verschleppung eines Blutgerinnsels aus den tiefen Beinvenen in die Lungenstrombahn), Schädigung von Nerven oder Weichteilen durch die Lagerung während der Operation etc.

Im Folgenden werden nun die **Komplikationen speziell** im Zusammenhang mit der Schrittmacher- bzw. Kardioverter-Defibrillator-Implantation erklärt.

■ Beginnen wir mit der Ausbildung eines Blutergusses (Hämatom) im Bereich der Aggregattasche, der sich innerhalb von Stunden bis Tagen nach der Implantation bilden kann. Ursache dafür können eine schwierige Operation, eine nicht sorgfältig durchgeführte Blutstillung oder aber Störungen der Blutgerinnung durch die Einnahme von blutverdünnenden Medikamenten sein. Um die Gefahr einer Nachblutung direkt nach der Operation zu vermeiden, wird Ihnen nach der Operation ein kleines Sandsäckchen auf die Aggregattasche gelegt.

▧ Im Bereich der Aggregattasche kann es auch zur Ansammlung von klarer, nicht infizierter Gewebsflüssigkeit (*Serom*) kommen, die abpunktiert werden kann. Man sticht dazu mit einer Kanüle durch die Haut in das Serom und saugt mit einer Spritze die Flüssigkeit ab.

▧ Manchmal kann auch ein Muskelzucken des Brustmuskels oder des Zwerchfells ausgelöst werden. Für das Brustmuskelzucken sind Leckströme im Bereich der Aggregattasche oder Isolationsdefekte verantwortlich. Das Zucken des Zwerchfells kann zum einen durch die räumliche Nähe der Vorhofsonde zum Zwerchfellnerven (N. phrenicus) auslöst werden, der durch den Schrittmacherstimulus miterregt wird. Eine andere Möglichkeit stellt die direkte Stimulation des Zwerchfells über die Ventrikelsonde dar. In der Regel wird allerdings schon während der Implantation getestet, ob Muskelzucken auftritt; ist dies der Fall, so werden die Sonden entsprechend neu platziert. Macht sich das Muskelzucken erst nach der Operation bemerkbar, dann kann es durch die Verringerung der Stimulationsenergie beseitigt werden. Dabei muss jedoch gewährleistet sein, dass der Schrittmacher oder Kardioverter-Defibrillator noch sicher funktioniert, ansonsten ist eine Revision erforderlich.

▧ Sehr selten werden bei der Implantation Nerven geschädigt, was mit Gefühls- und Bewegungsstörungen an den Armen einhergeht und manchmal auch dauerhafter Natur sein kann.

▧ Frühe Infektionen sind äußerst selten und machen sich durch Schmerzen, Rötung, Überwärmung sowie Spannung der Haut und einer Flüssigkeitsansammlung im Bereich der Schrittmachertasche bemerkbar. Schlimmstenfalls können die Krankheitserreger (Bakterien) auch ins Blut gelangen und sich auf diese Weise im gesamten Körper verteilen. Man spricht dann von einer *Sepsis*. Ist die Herzinnenhaut entzündet, dann liegt eine *Endokarditis* vor. Ist das Schrittmacher- bzw. Kardioverter-Defibrillator-System infiziert, hilft nur noch die Entfernung (Explantation) des gesamten Systems. Außerdem ist die Therapie mit einem Antibiotikum erforderlich. Das ist ein Medikament, das eine hemmende oder abtötende Wirkung auf Bakterien ausübt. Bei der Explantation werden Proben des infizierten Materials zur mikrobiologischen Untersuchung geschickt. Hier wird die Wirksamkeit verschiedener Antibiotika auf den Krankheitserreger ausgetestet, damit ein geeignetes Antibiotikum für die Therapie ausgewählt werden kann.

Auch im Langzeitverlauf können Infektionen auftreten. In der Literatur wird das Auftreten dieser Komplikation mit 0,3–4,6 % bei Schrittmacher- und mit 0–5 % bei Kardioverter-Defibrillator-Trägern angegeben.

▨ Beim Einstich der Kanüle (*Punktion*) in die Schlüsselbeinvene können unterschiedliche Komplikationen auftreten. Wird während der Punktion die Lungenhöhle verletzt, dann gelangt Luft zwischen Brustwand und Lunge und es liegt ein *Pneumothorax* vor. Dies äußert sich unter anderem durch Atemnot oder Schmerzen. Ist der Pneumothorax klein, so kann er beobachtet werden und heilt von allein. Bei größeren Luftansammlungen in der Lungenhöhle wird zur Entfernung der Luft eine *Drainage* (Kunststoffröhre) gelegt, die gezogen wird, nachdem die durch die Luft komprimierte Lunge wieder vollständig entfaltet ist.

▨ Kommt es bei der Punktion zu Gefäßverletzungen, so kann Blut in die angrenzenden Körperhöhlen, z. B. in die Lungenhöhle, gelangen (*Hämatothorax*). Je nach Ausmaß der Blutung kann hier eine Drainage bereits Abhilfe schaffen, wenn nicht, so muss die Blutungsquelle operativ gestillt werden.

▨ Im Rahmen der Sondenplatzierung kann es auch vorkommen, dass eine Sonde durch die Herzwand austritt, das Herz *perforiert*. Je nach Verletzung gelangt mehr oder weniger Blut aus dem Herzen in den Herzbeutel und es bildet sich ein Herzbeutelerguss (*Perikarderguss*). Meistens handelt es sich um kleine Ergüsse, die außer einer Kontrolle keiner weiteren Therapie bedürfen. Bei stärkeren Blutungen kann ein Herzbeutelerguss jedoch so ausgeprägt sein, dass eine *Herzbeuteltamponade* entsteht: Das Herz kann sich dann aufgrund der Flüssigkeitsansammlung im Herzbeutel nicht mehr ausreichend mit Blut füllen. Dadurch wird die Pumpfunktion des Herzens stark beeinträchtigt und der Kreislauf entsprechend instabil. In diesen Fällen muss notfallmäßig eine Entlastung der Herzbeuteltamponade durchgeführt werden. Dies geschieht entweder durch das Legen eines dünnes Plastikschläuchchens, das mit Hilfe einer Punktionsnadel in die Herzhöhle eingeführt wird, oder durch eine operativ gelegte Herzbeuteldrainage. Bei letzterem Vorgehen erlaubt ein kleiner Schnitt unter dem unteren Rand des Brustbeins die Präparation bis zur Herzhöhle und das Einlegen der Drainage. In der Regel steht die Blutung ohne weiteres Zutun von selbst. Nur in äußerst selten Fällen muss das Brustbein für eine chirurgische Blutstillung eröffnet werden.

■ Im Rahmen von Blutungen kann es erforderlich sein, Fremdblut zu übertragen (*transfundieren*), was mit der Gefahr der gleichzeitigen Übertragung von Krankheiten wie z. B. HIV, ansteckenden Leberentzündungen u.a. verbunden ist.

■ Bei der Punktion der Schlüsselbeinvene können *Luftembolien* auftreten, d.h. es gelangt Luft in die punktierte Vene und wird mit dem Blutstrom andernorts weggeschwemmt. Das lässt sich allerdings durch die Kopftieflage des Patienten während der Punktion vermeiden.

■ Eine weitere Gefahr ist die Entstehung von örtlichen Blutgerinnseln (*Thromben*) im Bereich der Gefäßpunktionsstelle. Wird bei der Punktion die Schlüsselbeinarterie verletzt, dann können sich dort Blutgerinnsel bilden, die sich lösen und als Emboli mit dem Blutstrom weggeschwemmt werden. Verstopft solch ein Blutgerinnsel eine Gehirnschlagader, kann sich ein Schlaganfall ausbilden.

■ Durch die Sonden in der Schlüsselbeinvene bilden sich auch hier möglicherweise Blutgerinnsel, die bis zum Gefäßverschluss führen können. Als Folge davon entstehen Umgehungskreisläufe. Die Gefahr für eine *Lungenembolie* (Verschleppung der Blutgerinnsel in die Lungenstrombahn) ist dabei jedoch äußerst gering.

■ Natürlich können durch die Platzierung der Elektroden direkte Irritationen der Herzinnenwand hervorgerufen und damit sowohl Vorhof- als auch Kammerrhythmusstörungen ausgelöst werden. Sind die Herzrhythmusstörungen nach der endgültigen Platzierung der Sonden immer noch vorhanden, dann müssen die betreffenden Sonden neu platziert werden.

▒ Kann das zur Testung des implantierten Kardioverter-Defibrillators ausgelöste Kammerflimmern nicht durch das implantierte System bzw. eine externe Defibrillation unterbrochen werden, ist kurzzeitig bis zur Beendigung des Kammerflimmerns eine Herzdruckmassage erforderlich.

▒ Vor allem bei Patienten mit einem AV-Block kann es zum Herzstillstand (*Asystolie*) kommen, sodass in dieser Phase passagere Schrittmachersysteme die Stimulation des Herzens übernehmen müssen.

▒ Manchmal können nach der Operation noch Lageveränderungen von Elektroden auftreten, so genannte *Sondendislokationen*. Vorhofsonden sind davon mehr betroffen als Ventrikelsonden. Das hat zur Folge, dass das Schrittmacher- bzw. Kardioverter-Defibrillator-System nicht mehr einwandfrei funktioniert und eine zweite Operation zur Lagekorrektur der Elektroden erforderlich ist. Um eine Sondendislokation zu verhindern, sollten Sie in den ersten sechs Wochen ausladende Bewegungen mit dem Arm auf der Seite, wo das Aggregat implantiert wurde, vermeiden.

Die Wanderung des Aggregats ist heutzutage durch dessen Fixierung mit einer Naht seltener.

▒ Der Durchtritt (*Perforation*) des Aggregates durch die Haut ist ebenfalls viel seltener als früher. Das hängt sicherlich damit zusammen, dass sich die Aggregatgröße in den letzten Jahren deutlich verkleinert hat. Das Aggregat muss dann in tiefere Gewebsschichten implantiert werden; zu bedenken ist in diesem Zusammenhang natürlich auch immer die Möglichkeit einer Infektion.

▒ Im Rahmen von entzündlichen Reaktionen und ihren Folgen können sich auch noch Jahre nach der Implantation Änderungen im Stimulations- und Wahrnehmungsverhalten des Schrittmachers bzw. Kardioverter-Defibrillator ergeben.

▒ Die Sonden können besonders im Bereich von Knickstellen brechen. Liegt eine solche Knickstelle außerhalb des Gefäßsystems, dann kann die Sonde manchmal auch repariert werden. Gelingt dies nicht, dann ist die Implantation einer neuen Sonde erforderlich.

▒ Um der Vollständigkeitwillen soll hier noch kurz auf mögliche Komplikationen eingegangen werden, die bei der Sondenentfernung auftreten können. Die große Gefahr dabei ist eine Verletzung des Herzens oder der großen Gefäße, was zu plötzlichen lebensgefährlichen Blutungen führen kann. Eine schnelle notfallmäßige Operation ist dann Mittel der Wahl. Gelingt es nicht, die Blutung schnell genug zu behandeln, kann das auch zum Tode des Patienten führen.

Auch kann die Sonde beim Ziehen abreißen, sodass weitere Maßnahmen erforderlich sind, um das restliche Sondenfragment zu bergen.

Wann muss das Aggregat oder die Sonde(n) gewechselt werden? Wie lange halten Aggregat und Sonde(n)?

Ein Aggragat muss immer dann gewechselt werden, wenn eine Erschöpfung der Batterien, eine Aggregatfehlfunktion oder eine Infektion vorliegt.

Die Haltbarkeit einer Batterie ist natürlich auch davon abhängig, wie oft der Schrittmacher stimuliert bzw. der Kardioverter-Defibrillator defibrilliert. Die Lebensdauer moderner Lithiumbatterien liegt etwa zwischen 5 und 10 Jahren. Die Sonden werden nur dann erneuert, wenn die Funktion der bereits vorhandenen Elektroden gestört oder eine Infektion aufgetreten ist. Sie müssen wesentlich weniger häufig als das Aggregat gewechselt werden.

Wie gestaltet sich der weitere Verlauf in der Klinik?

Am Tag nach der Implantation werden der Schrittmacher bzw. der Kardioverter-Defibrillator mit einem Programmiergerät kontrolliert und entsprechend der gewünschten Funktion programmiert.

Am Tag vor der Entlassung wird noch einmal ein Röntgenbild im Stehen aufgenommen, um die Aggregat- und Sondenlage zu überprüfen.

Hatten Sie einen komplikationslosen Verlauf, so können Sie bereits nach wenigen Tagen wieder nach Hause.

Was sollte direkt nach der Schrittmacher- und Kardioverter-Defibrillator-Implantation beachtet werden?

Direkt nach der Operation ist es sehr wichtig, den Arm der operierten Seite entsprechend zu schonen. Ausladende Armbewegungen, wie sie beim Kämmen der Haare, beim Tennisspielen und anderen Tätigkeiten erforderlich sind, müssen in den ersten sechs Wochen nach Ihrer Operation unbedingt vermieden werden. Führen Sie daher die alltäglichen Verrichtungen mit der Hand und dem Arm der nichtoperierten Seite durch. Dadurch können Sie selbst dazu beitragen, dass keine Lageveränderung der Sonden auftritt, die zu einer Sondenfehlfunktion führen könnte und eine zweite Operation nach sich ziehen würde.

Bevor Sie duschen, sollte die Wunde gut verheilt sein, das ist in der Regel nach 10 Tagen der Fall. Nehmen im Bereich der Implantationstelle die Schmerzen zu, kommt es zu Schwellung, Rötung oder einem Austritt von Wundflüssigkeit, dann suchen Sie bitte zur weiteren Abklärung sofort Ihren Arzt auf. Befragen Sie ihn auch, wenn Sie Fieber bekommen, bei Schmerzen im Bereich der Brust oder wenn Sie an Schwindel, Müdigkeit oder Schwäche leiden.

Im Allgemeinen verspüren Sie in der ersten Zeit nach der Implantation noch einen leichten Druckschmerz im Bereich der Aggregattasche und Wundschmerzen, die durch Armbewegungen ausgelöst werden können. Im Laufe der Zeit, nach etwa sechs Wochen, sollten diese Beschwerden nicht mehr vorhanden sein. Dann hat sich die Lage der Sonden auch gefestigt, sodass Sie nun den Arm der operierten Seite wieder wie vor der Operation belasten können.

Wie bei den Komplikationen schon beschrieben, können durch die Sonden in der Schlüsselbeinvene Thrombosen in derselben entstehen, die zu einer Blutabflussstörung und Anschwellen des Armes führen können. Da sich jedoch in der Regel innerhalb einiger Tage Umgehungskreisläufe bilden, ist hier kein weiteres Eingreifen erforderlich.

Wie oft muss ich zu Kontrolluntersuchungen?

Die erste Kontrolle findet nach der Implantation noch im Krankenhaus statt. Die zweite Kontrolle sollte sich 6–8 Wochen nach der Operation bei Ihrer Ärztin oder Ihrem Arzt in der Praxis anschließen.

Bei Schrittmacherträgern wird dann eine halb- bis ganzjährige, bei Patienten mit einem Kardioverter-Defibrillator eine etwa dreimonatliche Kontrolluntersuchung empfohlen. Natürlich können die Kontrollzeitintervalle je nach individueller Befundlage auch variieren. Wichtig ist es, diese Kontrolluntersuchungen auch wahrzunehmen.

Fallen Ihnen Unregelmäßigkeiten auf oder haben Sie Beschwerden wie vor der Operation, dann sollten Sie Ihren Arzt für eine außerplanmäßige Kontrolle aufsuchen. Nimmt die Anzahl der elektrischen Schocks, die Ihr Kardioverter-Defibrillator abgibt, zu, dann ist eine Kontrolle auch empfehlenswert, nicht nur zur Testung der Batterieladung, sondern auch um festzustellen, welche Herzrhythmusstörung der Auslöser für die Elektroschocks war.

Tritt bei Ihnen der Elektroschock zum ersten Mal auf oder kommt es zur Abgabe einer Schockserie innerhalb eines kurzen Zeitintervalls, dann sollten Sie sofort Ihren Arzt zur Kardioverter-Defibrillator-Kontrolle aufsuchen.

Manche Herzrhythmusmedikamente verändern die Ansprechbarkeit des Herzmuskels auf die Elektroschocks, sodass bei der Änderung Ihrer Herzmedikamente zu überprüfen ist, ob der Kardioverter-Defibrillator neu programmiert werden muss.

Was bemerke ich bei der Abgabe eines Elektroschocks durch meinen Kardioverter-Defibrillator?

Was Sie selbst bei der Abgabe eines Elektroschocks durch den Kardioverter-Defibrillator spüren, hängt davon ab, ob die Rhythmusstörung, die zur Auslösung des Schocks geführt hat, bei Ihnen zur Bewusstlosigkeit führt oder nicht. Die eigentliche Elektroschockabgabe kündigt der Kardioverter-Defibrillator durch ein akustisches Signal an. Sind Sie aufgrund der Rhythmusstörung bewusstlos, so merken Sie nichts von der Defibrillation. Sind Sie bei Bewusstsein, so können Sie die Entladung des Kardioverter-Defibrillators als einen Brustschlag oder ein unangenehmes Gefühl empfinden.

Muss ich weiterhin Medikamente einnehmen?

Diese Frage wird oft gestellt. Grunderkrankungen wie z. B. der Bluthochdruck, erhöhte Blutzuckerwerte, zu hohe Blutfettwerte oder eine Herzschwäche werden durch die Implantation eines Schrittmachers oder Kardioverter-Defibrillators nicht beeinflusst. Je nach vorliegender Herzrhythmusstörung müssen auch die Herzrhythmusmedikamente weiterhin eingenommen werden.

Was muss ich im alltäglichen Leben als Schrittmacher- oder Kardioverter-Defibrillator-Träger beachten?

Einmal täglich sollten Sie Ihren Pulsschlag kontrollieren. Dazu zählen Sie die Pulsschläge z. B. an der Daumenseite der Innenseite des Handgelenks während einer Minute oder Sie benutzen eines der automatischen Blutdruck- und Pulsmessgeräte. Der Pulsschlag sollte nicht unter der niedrigsten einprogrammierten Herzfrequenz liegen. Diese beträgt meistens 60 Schläge pro Minute. Ist Ihr Pulsschlag dennoch niedriger, dann suchen Sie ihren Arzt für eine außerplanmäßige Schrittmacherkontrolle auf.

Jeder Patient mit einem Schrittmacher oder Kardioverter-Defibrillator erhält einen Ausweis, den er immer mit sich tragen sollte. So sind im Notfall die wichtigsten Informationen schnell zur Hand. Bei Arzt- oder Zahnarztbesuchen ist es wichtig darauf hinzuweisen, dass bei Ihnen ein Schrittmacher oder Kardioverter-Defibrillator implantiert wurde.

Des Weiteren sollten Sie das Tragen von zu eng anliegenden Kleidungsstücken, wie z. B. einem zu straffen BH-Träger oder zu fest angezogene Hosenträger, über der Haut der Aggregattasche vermeiden, um das Risiko für eine mögliche Durchwanderung des Gehäuses durch die Haut oder eine entzündliche Reaktion zu verringern.

Da die Funktionsweise der Schrittmacher und der Kardioverter-Defibrillatoren auf der elektrischen Aktivität basiert, besteht hier natürlich die Möglichkeit elektrischer Störeinflüsse von außen. Deswegen sollten Sie starke elektromagnetische Felder z. B. in der Nähe von Elektrostahlwerken, Radiosendern, Schweißanlagen, Kraftwerken, Transformatoren oder Fernmeldeanlagen meiden. Häufig sind diese Bereiche auch mit einem Warnschild gekennzeichnet (Abb. 31).

Wie verhält sich dies mit Haushaltsgeräten? Wichtig ist zunächst, dass die elektrischen Geräte einwandfrei funktionieren, da defekte Elektrogeräte Schrittmacher und Kardioverter-Defibrillator an sich schon in Ihrer Funktion beeinträchtigen können. Ansonsten stellt die Benutzung von Fahrstühlen, Hörgeräten, Blutdruckmessgeräten, Rolltreppen, Rundfunkgeräten, Fernsehgeräten, Taschenrechnern, Toastern, Armbanduhren, Büromaschinen, Computern, Waschmaschinen oder Geschirrspülern keine Gefahr für einen störenden Einfluss dar. Als ungefährlich eingestuft werden können auch das Polizeiradar oder die statische Aufladung von Teppichböden. Im Wesentlichen gilt das auch für Mikrowellenherde. Patienten mit einem unipolaren Schrittmachersystem sollten jedoch Abstand halten vom Luftspalttransformator der Mi-

Abb. 31. Schrittmacherwarnschild

krowelle, der sich meist an der Rückwand des Gerätes befindet. Das magnetische Feld des Transformators könnte die Funktion des Schrittmachers beeinflussen.

Vorsicht ist auch bei Elektroherden und Kochplatten auf Induktionsbasis geboten, da hier starke Störungen verursacht werden. Es ist ratsam einen Abstand von mehr als 30 cm einzuhalten. Bei der Benutzung von elektrischen Heizdecken ist darauf zu achten, dass sie vom Hersteller für Schrittmacherträger als unbedenklich deklariert sind, da es Heizdecken mit sehr starken elektromagnetischen Feldern gibt. Während bei älteren Modellen von Rasierapparaten noch Vorsicht geboten ist, besteht bei den neuen Modellen bei normalem Gebrauch keine Gefahr.

Elektrische Leitungen von Spielzeugen (elektrische Modelleisenbahn) oder häusliche Wasserreinigungsanlagen sind ebenfalls ein Risikofaktor für Störungsmöglichkeiten. Auch hier ist ein ausreichender Abstand der beste Schutz. Vorsicht ist auch geboten bei Gegenständen, die einen Magneten haben, wie es z.B. in Modeschmuck oder in manchen Lautsprechen der Fall sein kann. Am besten ist es, auf das Tragen magnethaltiger Schmuckstücke zu verzichten und zu Lautsprechern einen ausreichenden Abstand zu halten.

Beim Bohren von Löchern mit Handbohrmaschinen sollte der Abstand zwischen Bohrer und Brust so weit wie möglich sein. Dasselbe trifft auch auf die Benutzung von Schweißgeräten zu.

Selbstverständlich können Sie auch Mobiltelefone benutzen. Dabei beachten Sie bitte, dass zwischen dem Aggregat und dem Telefon ein ausreichend großer Abstand liegt. Ist dieser zu gering, so könnte das Mobiltelefon Störungen auslösen. Ihr Arzt kann Ihnen für das bei Ihnen implantierte System den Mindestabstand mitteilen. In der Regel genügt ein Abstand von mindestens 25 cm bei Mobiltelefonen mit 2 Watt Sendeleistung und mindestens 40 cm bei Mobiltelefonen mit 8 Watt Sendeleistung. Sie sollten das Mobiltelefon nicht in der Innentasche Ihrer Jacke auf der Seite der Aggregatimplantation tragen. Halten Sie das Telefon an das Ohr auf der Seite, wo kein Aggregat implantiert ist. Schnurlose Telefone können Sie dagegen unbedenklich benutzen.

Beim Reparieren von Autos stellt die Zündanlage von Benzinmotoren bei laufendem Motor eine mögliche Störquelle dar. Auch hier hilft es einen größeren Abstand einzuhalten. Andere ernstzunehmende Störquellen sind die Diebstahlsicherungen in Kaufhäusern, die Sie wenn möglich umgehen oder schnell passieren sollten. Einen Sicherheitsabstand sollten Sie unbedingt auch zu Elektrolokomotiven halten. Prinzipiell ist der Aufenthalt auf dem Bahnsteig oder das Fahren im Zug jedoch in Deutschland ohne Risiko. Der Bereich um das Radar auf Schiffen sollte ebenfalls gemieden werden. Eine Störbeeinflussung bei der Flughafenkontrolle wie z. B. durch die Metalldetektoren in Form einer Schleuse oder eines Handgerätes liegt in der Regel nicht vor, wenn es sich um ein schwaches Magnetfeld handelt. Zeigen Sie jedoch immer vor der Passage der Schleuse oder der Anwendung des Handdetektors Ihren Schrittmacher- bzw. Kardioverter-Defibrillator-Ausweis.

Fernsteuerungen von Modellflugzeugen oder Antennen von Amateur- und CB-Funkanlagen stellen bei ausreichendem Abstand keine Gefahr für eine Störung dar. Im Hobbybereich sei auch noch das Tauchen erwähnt. Schrittmacherträger sollten nicht tiefer als 5 Meter tauchen, da die Aggregate nicht für einen höheren Druck konstruiert sind.

Die Benutzung aller Geräte, die mit der Abgabe von elektrischem Strom arbeiten, wie z. B. elektrische Akupunkturgeräte oder Muskelstimulatoren, sollten nur unter ärztlicher Kontrolle geschehen, denn sie könnten den Schrittmacher oder den Kardioverter-Defibrillator beeinflussen. Dazu zählt auch die Bestimmung des Körperfetts mit einem Handgerät.

Außerdem sollte man das Aggregat auch vor mechanischer Krafteinwirkung schützen. Daher wird es bei Jägern auf der linken Seite implantiert, damit der Rückschlag des Gewehrs keinen Schaden anrichten kann.

Im medizinischen Bereich existiert eine Vielzahl von Störquellen. Da die Ärzte die Gefahren für die Schrittmacher- oder Kardioverter-Defibrillator-Träger in diesem Zusammenhang kennen, liegt es an Ihnen, entsprechende Vorkehrungen zu treffen.

In der Chirurgie werden bei Operationen so genannte *Elektrokauter* verwendet. Durch Abgabe eines elektrischen Stroms wird damit Gewebe zerstört, was man sich bei der Blutstillung zu Nutze macht. In der Regel ist es ausreichend, den Elektrokauter nur für kurze Intervalle und nicht kontinuierlich einzusetzen. – Der

Kardioverter-Defibrillator sollte während der Operation ausgeschaltet sein. Nach der Operation sollte immer eine Schrittmacher- bzw. Kardioverter-Defibrillator-Kontrolle erfolgen. Elektroschocks von außen können den Schrittmacher ebenfalls in unterschiedlichem Ausmaß schädigen. Die Schockelektroden sollten dabei möglichst weit weg vom Aggregat und das elektrische Feld senkrecht zu den Elektroden sein. Auch die Reizstromtherapie und die elektrische Stimulation von Nerven durch die Haut (transkutane Nervenstimulation) können Störfaktoren darstellen.

Eine dauerhafte Schädigung von Schrittmachern oder Kardioverter-Defibrillatoren kann durch die Anwendung einer Kurzwellentherapie (Diathermie) oder einer Strahlentherapie im Rahmen einer Tumorbehandlung hervorgerufen werden. Für eine Untersuchung mit einem Kernspintomographen (MRT) trifft dies ebenfalls zu.

Was darf ich nach der Implantation eines Schrittmachers bzw. Kardioverter-Defibrillators alles machen?

Alle Tätigkeiten, bei denen Sie sich wohlfühlen, sind in der Regel erlaubt. Natürlich sollte dabei berücksichtigt werden, dass Sie sich von möglichen Störquellen oder Gefahrenbereichen fernhalten. Sie können dem alltäglichen Leben und den meisten Sportarten wieder nachgehen. Schwimmen und Saunabesuchen steht nichts entgegen. Sind Sie sich unsicher, dann scheuen Sie sich nicht, Ihren Arzt um Rat zu fragen. Er wird zusammen mit Ihnen für Sie die richtige Lösung finden. Weitere Einschränkungen können auch dann gegeben sein, wenn die zugrundeliegende Herzerkrankung, wie z.B. eine Herzschwäche, Ihren allgemeinen Gesundheitszustand beeinträchtigt und Ihre Belastbarkeit dadurch reduziert ist. Auch hier wird Ihr Arzt Sie entsprechend beraten.

Kann ich als Schrittmacher- bzw. Kardioverter-Defibrillator-Träger meinen Beruf weiter ausüben?

Der Ausübung Ihres Berufes steht im Allgemeinen nichts entgegen, wenn Ihr Arzt keine Einwände hat. Im Gegenteil – da der Schrittmacher bei nicht ausreichender Eigenfrequenz des Herzens einsetzt, sind Sie nun erst wieder richtig leistungsfähig. Die meisten berufstätigen Patienten sind froh, wieder ihren Beruf ausüben zu können. Haben Sie einen Arbeitsplatz, bei dem Sie Störquellen ausgesetzt sind, so muss im Einzelfall überprüft werden, ob Sie dort weiter beschäftigt werden können oder nicht. Es besteht nämlich die Möglichkeit, die elektrischen bzw. elektromagnetischen Felder zu messen, um anhand der Messwerte zu entscheiden, wie riskant in diesem Bereich die Beschäftigung für einen Schrittmacher- bzw. Kardioverter-Defibrillator-Träger ist. Haben Sie einen Beruf, der mit dem Transport von Personen oder Gefahrgütern verbunden ist, so gelten hier weitere Einschränkungen.

Bei Patienten mit einem Kardioverter-Defibrillator sind auch nach der Operation Phasen mit Bewusstlosigkeit im Rahmen der schnellen Kammerherzrhythmusstörung bis zur Beendigung derselben durch den Kardioverter-Defibrillator möglich. Gehören sie bestimmten Berufsgruppen an wie z. B. Piloten, Berufskraftfahrer, Lokführer, so ist ihnen die weitere Ausübung dieses Berufes verboten.

Je nach Ausmaß der Herzgrunderkrankung bzw. anderer Begleiterkrankungen können sich auch noch weitere Beschränkungen für die Berufsausübung ergeben. Besprechen Sie die Wiederaufnahme Ihres Berufs am besten mit Ihrem Arzt, er kann Ihnen Antworten auf Ihre Fragen geben und Sie können gemeinsam die bestmögliche Lösung für Sie finden.

Darf ich als Schrittmacherträger noch Auto fahren?

Die Tatsache, dass bei Ihnen ein Schrittmacher implantiert wurde, führt nicht zum Verlust der Fahrerlaubnis. Auch für Sie als Schrittmacherträger gilt die Sicherheitsgurtpflicht, da einerseits das Risiko bei einem Unfall ohne Gurt für Sie zu hoch wäre und andererseits der Sicherheitsgurt sich nicht schädlich auf Ihr Schrittmachersystem auswirkt. Haben Sie das Gefühl, dass der Sicherheitsgurt zu eng anliegt, dann können Sie den Bereich zwischen der Aggregattasche und dem Gurt mit etwas Weichem abpolstern. Dies ist allerdings nur in ganz seltenen Fällen nötig.

Patienten, die vor der Schrittmacherimplantation aufgrund einer zu langsamen Herzfrequenz oder dem völligen Aussetzen des Herzschlages bewusstlos waren, können drei Monate nach der Schrittmacherimplantation, wenn der Schrittmacher einwandfrei funktioniert, wieder Auto fahren.

Ansonsten besteht keine Einschränkung für die Fahrerlaubnis mit Ausnahme von Schrittmacherträgern, die von Berufs wegen auf den Führerschein angewiesen sind. Lassen Sie sich diesbezüglich von Ihrem Arzt beraten.

Darf ich als Kardioverter-Defibrillator-Träger noch Auto fahren?

Auch hier existiert keine Befreiung von der Gurtpflicht aus den schon o.g. Gründen. Generell gefährden Patienten mit bewusstlosen Phasen im Rahmen von ventrikulären Herzrhythmusstörungen als Führer eines Kraftfahrzeuges sich und ihre Mitmenschen. Deswegen liegen hier bereits Fahrerlaubnisbeschränkungen vor, auch ohne dass ein Kardioverter-Defibrillator implantiert wurde.

Patienten, die Träger eines Kardioverter-Defibrillators sind, unterliegen aufgrund ihrer Herzerkrankung immer der Gefahr, beim Auftreten von schnellen ventrikulären Rhythmusstörungen bewusstlos zu werden. Es werden daher verschiedene Risikogruppen unterschieden:

▪ Wurde der Kardioverter-Defibrillator nur vorsorglich implantiert, dann besteht kein Fahrverbot.

▪ Patienten, bei denen eine geringe oder mäßige Wahrscheinlichkeit für das Auftreten von schnellen Kammerrhythmusstörungen vorliegt, dürfen erst nach sechs Monaten, innerhalb derer es zu keinen lebensbedrohlichen Kammerrhythmusstörungen kommen darf, wieder Auto fahren. Um dies zu überprüfen, kann der Speicher Ihres Kardioverter-Defibrillators abgefragt werden.

▪ Haben Sie ein hohes Risiko für lebensbedrohliche Herzrhythmusstörungen, dann besteht zu Ihrem eigenen und zum Schutz der anderen Verkehrsteilnehmer ein generelles Fahrverbot.

Ihr Arzt berät Sie auch in dieser Hinsicht. Er teilt Ihnen unter anderem mit, welcher Risikogruppe Sie angehören und welche Vorschriften oder Gesetze speziell für Sie in Bezug auf das Führen eines Kraftfahrzeuges gelten.

Sind Sie aus beruflichen Gründen auf die Fahrerlaubnis angewiesen, dann gelten zusätzliche Einschränkungen, die Sie mit Ihrem Arzt besprechen sollten.

Lässt mich der implantierte Schrittmacher oder Kardioverter-Defibrillator in Ruhe sterben?

Diese Frage wird von Patienten oft gestellt. Beim Sterben hat der Herzschrittmacher oder der Kardioverter-Defibrillator keinen Einfluss, da das Herzmuskelgewebe auf die elektrischen Reize nicht mehr antwortet, sodass ein ganz natürliches Sterben möglich ist.

Stört ein Schrittmacher oder ein Kardioverter-Defibrillator die Sexualität?

Diese Frage lässt sich mit einem eindeutigen Nein beantworten. Wie vor der Implantation können Sie ein ganz normales Sexualleben führen.

Bei Patienten mit einem Kardioverter-Defibrillator besteht keine Gefahr für den Partner, auch wenn es während des Geschlechtsverkehrs, was allerdings eher selten geschieht, zur Auslösung eines elektrischen Schocks kommt. Der Partner spürt dabei möglicherweise nur ein Kribbeln. Bitte teilen Sie dies aber Ihrem Arzt mit. Wie bei körperlicher Belastung steigt auch während der sexuellen Aktivität die Herzfrequenz. Ihr Arzt kann überprüfen, ob möglicherweise eine Umprogrammierung des Kardioverter-Defibrillators in Frage kommt, sodass Sie während des Geschlechtsverkehrs keinen Schock mehr bekommen, der nur auf den natürlichen Anstieg der Herzfrequenz bei körperlicher Belastung zurückzuführen ist.

Liegt bei Ihnen eine Herzerkrankung vor, die mit einer Herzschwäche einhergeht, so kann die eingeschränkte Pumpfunktion des Herzens auch zu Einschränkungen in Ihrem Sexualleben führen. Sie können jedoch jederzeit mit Ihrem Arzt über Ihre Probleme sprechen. Er kann Sie beraten und Ihnen helfen, Lösungen zu finden.

Darf ich mit einem Schrittmacher oder Kardioverter-Defibrillator schwanger werden?

Prinzipiell steht einer Schwangerschaft bei Herzschrittmacherträgerinnen nichts entgegen, sofern keine anderen Erkrankungen vorliegen, die gegen eine Schwangerschaft sprechen würden.

Auch Patientinnen mit einem Kardioverter-Defibrillator dürfen schwanger werden, wenn sie nicht an einer Herzerkrankung oder anderen Krankheiten leiden, die von einer Schwangerschaft abraten lassen. In jedem Fall ist eine enge Zusammenarbeit zwischen dem Gynäkologen und dem Kardiologen während der Schwangerschaft und Geburt zu empfehlen. Möglicherweise muss auch vor der Geburt noch ein Umprogrammierung des Kardioverter-Defibrillators in Erwägung gezogen werden, da es beim natürlichen Geburtsvorgang zum Anstieg der Herzfrequenz kommt, die eine Schockabgabe auslösen könnte.

Lassen Sie sich als Schrittmacher- oder Kardioverter-Defibrillator-Trägerin vor einer Schwangerschaft in jedem Fall von Ihrem Arzt beraten.

Darf ich nach der Implantation eines Schrittmachers oder Kardioverter-Defibrillators noch verreisen?

Generell steht Reisen nichts entgegen. Besprechen Sie mit Ihrem Hausarzt die geplante Reise. Sie dürfen mit dem Auto, der Bahn, dem Schiff oder dem Flugzeug verreisen. Natürlich ist es risikoärmer, als Reiseziel Länder mit einer guten und schnellen medizinischen Versorgung zu wählen und nicht solche, in denen ärztliche Hilfe nicht überall und in ausreichendem Maß verfügbar ist. Ist Ihr Reiseziel ein Land, in dem die medizinische Versorgung schlecht ist, dann ist es empfehlenswert, sich vorher um Adressen zu kümmern, bei denen Sie im Notfall medizinische Hilfe bekommen können bzw. wo Ihr Schrittmacher oder Kardioverter-Defibrillator überprüft werden kann. Ihre geplante Reise sollte auch auf die Herzgrunderkrankung bzw. mögliche Begleiterkrankungen abgestimmt sein, sodass sie für Sie nicht zu anstrengend wird. Ihr Arzt kann Sie beim Planen von Reisen beraten, da er Sie und ihre Krankheiten bestens kennt. Also haben Sie keine Scheu, ihn zu fragen.

Empfehlenswert ist für Reisen ins Ausland das Mitführen eines internationalen Schrittmacher- bzw. Kardioverter-Defibrillator-Ausweises, der in mehreren Sprachen die wichtigsten medizinischen Informationen wie z.B. den Aggregat- und Sondentyp, die Messwerte, die Programmierungsdaten, Adresse und Telefonnummer des Krankenhauses, in dem die Implantation stattgefunden hat, das OP-Datum und Ihre persönlichen Daten beinhaltet.

Glossar

Ablation siehe Katheterablation

absolute Refraktärzeit erste Phase der Repolarisation, in der keine Neuerregung der Herzmuskelzellen möglich ist

Aggregat Schrittmacher- oder Kardioverter-Defibrillator-Gehäuse

AIDS (Acquired Immuno-Deficiency Syndrome) durch das HIV-Virus erworbene Abwehrschwäche des Körpers gegenüber Krankheiten

Aktionspotenzial spiegelt den Aktionszustand der Herzmuskelzelle wider, d.h. die Herzmuskelzellen kontrahieren sich

akut plötzlich auftretend

Anamnese Krankengeschichte

Aneurysma Aussackung der Herzwand

Angina pectoris Brustenge. Verursacht wird sie durch die Verengung der Herzkranzgefäße, die das Herz mit Blut versorgen. Das Herz erhält somit nicht ausreichend Blut, und es entstehen Schmerzen, die meistens in der Brust lokalisiert und mit einem Gefühl der Brustenge verbunden sind. Diese Schmerzen können in beide Arme ausstrahlen, sich aber auch als Rücken- oder Kieferschmerzen sowie durch Übelkeit äußern

Ankerelektrode Elektrode, deren Kopf einen Anker besitzt, welcher zur Fixierung der Elektrode im Herzen dient

antegrad (vorwärtsgerichtet) Erregungsleitung von den Vorhöfen auf die Hauptkammern

Antiarrhythmikum (Mehrzahl = Antiarrhythmika) Medikamente zur Behandlung von Herzrhythmusstörungen

Antibiotikum (Mehrzahl Antibiotika) Medikament, das eine hemmende oder abtötende Wirkung auf die Bakterien ausübt

Antikoagulantien blutverdünnende Medikamente zur *Antikoagulierung*

Antikoagulation Hemmung der Blutgerinnung mit Hilfe von Medikamenten, sodass sich z.B. keine Blutgerinnsel bilden können

Antikoagulierung Blutverdünnung, d.h. Verlängerung der Zeit, bis das Blut gerinnt

antitachyarrhythmische Stimulation siehe antitachykardes Pacing

antitachykardes Pacing (antitachyarrhythmische Stimulation) Herzstimulation mit einer höheren als der herzeigenen Frequenz mit dem Ziel, schnelle Rhythmusstörungen zu vermeiden bzw. zu beenden. Beim Schrittmacher findet dies auf Vorhofebene und beim Kardioverter-Defibrillator auf Ventrikelebene statt

Aorta Hauptschlagader, die das Blut aus dem Herzen in den Körper leitet

Aortenklappe Auslassventil zwischen der linken Hauptkammer und der Hauptschlagader, das ein Zurückfließen von Blut in die linke Hauptkammer verhindert

Apoplex Schlaganfall

Arrhythmie unregelmäßiges Schlagen des Herzens mit einem entsprechend unregelmäßigen Pulsschlag

Arterie Schlagader. Schlagadern führen immer Blut aus dem Herzen in den Körper

Arteriosklerose Verkalkung der Schlagadern

asynchrone Stimulationsfunktion starrfrequente Stimulation, bei der der Schrittmacher das Herz mit einer starren Stimulationsfrequenz ohne Rücksicht auf die eigenen Herzaktionen stimuliert

Asystolie keine herzeigene elektrische Aktivität, d.h. das Herz steht still

atrioventrikulärer Block siehe AV-Block

Atrioventrikularknoten (AV-Knoten) elektrische Schaltstation zwischen Vorhöfen und Hauptkammern

Atrium Vorhof, Sammelstelle für Blut, das aus dem Körper zurück zum Herzen kommt

Atriumseptumdefekt (abgekürzt ASD) Defekt in der Vorhofherzscheidewand

Atropin Antiarrhythmikum (siehe dort)

Auskultation s. Auskultieren

Auskultieren Abhören z. B. von Herzgeräuschen mit dem Stethoskop („Hörrohr" des Arztes) an bestimmten Punkten des Brustkorbes

AV-Block (atrioventrikulärer Block) Verzögerung bzw. Blockierung der Reizüberleitung vom Vorhof- auf die Kammerherzmuskulatur im AV-Knoten

AV-Knoten-Reentrytachykardie supraventrikuläre Rhythmusstörung durch Kreiserregungen zweier Bahnen mit unterschiedlichen Leitungseigenschaften im AV-Knoten ohne Vorliegen einer zusätzlichen Leitungsbahn

Ballondilatation („percutaneous transluminal coronary angioplasty", abgekürzt PTCA) Aufdehnung verengter Schlagadern, die heutzutage sehr häufig durchgeführt wird. Man benutzt dazu einen dünnen, feinen Plastikschlauch (Katheter), an dessen Ende sich ein aufblasbarer Ballon befindet. Ist der Ballon in der Gefäßenge, wird er aufgeblasen und damit die Verengung der Schlagader geweitet

Belastungs-EKG siehe EKG

Betablocker Antiarrhythmikum (siehe dort)

bifaszikulärer Schenkelblock zwei Tawara-Schenkel betreffende Leitungsblockierung

bipolare Stimulation Elektrostimulation der Herzfunktion, bei der der Strom über einen Draht der Sonde zum negativen Sondenkopf fließt, von dort durch den Herzmuskel zu einem zweiten Draht der Sonde, dem positiven Pol, und wieder zurück zum Aggregat

bradykard langsame Herzfrequenz (Pulsschlag)

Bradykardie langsame Herzrhythmusstörung mit einer Herzfrequenz unter 60/min

Brady-Tachykardie-Syndrom Wechsel von Sinusrhythmus mit langsamen und schnellen Vorhofrhythmusstörungen

Bypasschirurgie Überbrückung der Blutversorgung von verengten Herzkranzschlagadern durch „Umgehungsleitungen" (Bypasses)

Bypasses Umgehungsleitungen für verengte Herzkranzschlagadern. Als Bypasses können z. B. Venen aus dem Bein, die Speichenschlagader aus dem Unterarm oder eine Schlagader, die unterhalb des Brustbeins verläuft, die so genannte Brustwandschlagader, verwendet werden

chronisch lang bestehend

Coils Defibrillationsspulen der Kardioverter-Defibrillator-Elektroden für die Energieabgabe der Elektroschocks

Darmischämie Durchblutungsstörung des Darms

Defibrillation nicht mit dem Herzrhythmus synchronisierter elektrischer Stromstoß zur Unterbrechung von schnellen Kammerrhythmusstörungen

Defibrillator Gerät zur Behandlung von Herzrhythmusstörungen mit einem elektrischen Stromstoß

Demand- bzw. Bedarfsfunktion Stimulation des Herzens durch den Schrittmacher nur dann, wenn die Eigenfrequenz des Herzens unter der einprogrammierten Frequenz liegt

Detektion Wahrnehmung der elektrischen Signale im Herzen durch den Schrittmacher

Diabetes mellitus Blutzuckerkrankheit

Dialyse Blutwäsche bei nicht ausreichender Nierenfunktion

Diastole Erschlaffungsphase des Herzens

Digitalis Antiarrhythmikum (siehe dort), wirkt auch bei Herzmuskelschwäche

Dilatation Überdehnung

Dilatator Kunststoffhülse zur Dehnung des Gewebes

Dislokation Lageveränderung der Schrittmacher- oder Kardioverter-Defibrillator-Sonden

Diuretika wassertreibende Medikamente

Dreikammersystem Schrittmachersystem mit drei Schrittmachersonden, von denen eine im rechten Vorhof, eine in der rechten Hauptkammer und eine im Bereich des linken Ventrikels liegt

Druckgradient Druckunterschied, z. B. zwischen der linken Hauptkammer und der großen Körperschlagader (Aorta)

Echokardiographie Ultraschalluntersuchung des Herzens

Einkammersystem Schrittmachersystem mit nur einer Schrittmachersonde, die im rechten Herzen entweder im Vorhof oder in der Hauptkammer liegt

EKG (Elektrokardiogramm) Das EKG misst die elektrische Aktivität des Herzens. Das *Ruhe-EKG* wird im Liegen und das *Belastungs-EKG* während körperlicher Aktivität registriert. Das *Langzeit-EKG* wird als 24-Stunden-EKG aufgezeichnet

Elektrodenstecker Ende der Elektrode, das im Konnektorgehäuse des Schrittmacheraggregates durch Schrauben fixiert wird

Elektrolyte Blutsalze

elektrophysiologische Herzkatheteruntersuchung (abgekürzt EPU) Ableitung der elektrischen Signale direkt aus dem Herzen zur Diagnosestellung von Herzrhythmusstörungen

Embolie Verstopfung von Schlagadern durch kleine Teilchen, z. B. Kalkteilchen oder Blutgerinnsel, die sich von ihrem Ort der Entstehung lösen und mit dem Blutstrom weggeschwemmt werden können. Diese losgelösten Teilchen bezeichnet man auch als Emboli

Endokard Herzinnenhaut

Endokarditis Herzinnenhautentzündung

Entfernungsmandrin siehe Sondenextraktion

epikardiale Schrittmachersonden Schrittmacherelektroden, die durch die Eröffnung des Brustkorbes direkt auf das Herz mit Schraubmechanismen oder mit Nähten angebracht werden

Ereignisrekorder Gerät zur Aufzeichnung des EKGs beim Auftreten von Beschwerden

Erregungsleitungssystem siehe Reizleitungssystem

explantieren entfernen, herausschneiden

extern von außen

Extrasystole Extraherzschlag, der früher einsetzt als der reguläre Herzschlag

Extubation Entfernung des Beatmungsschlauches, der Patient atmet nun selbst

Fahrradergometer Spezialfahrrad zur Austestung der Belastbarkeit von Patienten unter Kontrolle des EKG und der Kreislaufparameter, z. B. beim Belastungs-EKG

Gerinnungsfaktoren Substanzen, die die Gerinnungsfähigkeit des Blutes erhöhen

Gerinnungsselbstkontrolle erlaubt dem Patienten die Gerinnungsfähigkeit des Blutes unter Marcumar-Therapie selbst zu bestimmen und danach entsprechend das Marcumar zu dosieren

Gerinnungswert siehe *International Normalized Ratio* oder *Quick-Wert*

Heparin blutverdünnendes Medikament

Hepatitis infektiöse Leberentzündung

Herzbeuteltamponade Ansammlung einer großen Flüssigkeitsmenge, z. B. Blut, im Herzbeutel mit entsprechend ausgeprägter Kreislaufdepression

Herzfrequenz Pulsschlag pro Minute

Herzhypertrophie Zunahme der Herzmuskelmasse

Herzinfarkt (Myokardinfarkt) Untergang von Herzmuskelgewebe infolge einer Blutminderversorgung

Herzinsuffizienz Herzschwäche

Herzkatheterbefund röntgenologische Kontrastmitteldarstellung der Herzkranzarterien in Form eines Filmes, eines Videos oder einer CD

Herz-Lungen-Maschine übernimmt während der Herzoperation die Funktion von Herz und Lunge

Herzrhythmusstörungen (Rhythmusstörungen) Veränderungen der elektrischen Herzaktivität, die zu einem unregelmäßigen Herzschlag führen

Herzstillstand das Herz schlägt nicht mehr, d.h. es pumpt das Blut nicht mehr durch den Körper

Herzzeitvolumen (abgekürzt HZV) Blutmenge, die das Herz pro Minute durch den Körper pumpt. Bei einem gesunden ruhenden Menschen beträgt sie 4,5–5 Liter pro Minute

His-Bündel Faserbündel des Erregungsleitungssystems, das die elektrische Erregung des Herzens vom Atrioventrikularknoten zum Reizleitungssystem der Hauptkammern weiterleitet

HIV „human immunodeficiency virus", überträgt AIDS

Hohlvenen große Venen, die das Blut zum Herzen leiten. Eine Hohlvene tritt von oben („Vena cava superior') und eine von unten („Vena cava inferior') in den rechten Vorhof ein

Hormone Botenstoffe im Blut

Hyperkaliämie Kaliumspiegel im Blut über dem Normwert

Hyperthyreose Schilddrüsenüberfunktion

Hypokaliämie Kaliumspiegel im Blut unter dem Normwert

Hypothyreose Schilddrüsenunterfunktion

Implantation Einpflanzung

implantieren einpflanzen

implantierbarer Kardioverter-Defibrillator („automatic implantable cardioverter-defibrillator", abgekürzt AICD) implantierbare Systeme, die sowohl eine Defibrillations- als auch eine Schrittmacherfunktion besitzen

Infektion Ansteckung mit Krankheitserregern

Inhibition Hemmung der Abgabe von elektrischen Reizen des Schrittmachers

Insuffizienz (Herzklappeninsuffizienz) Schlussundichtigkeit der Herzklappen

International Normalized Ratio (abgekürzt INR) im Blut bestimmter Wert, der eine Aussage über das Ausmaß der gerinnungshemmenden Wirkung von blutverdünnenden Medikamenten erlaubt

internationaler Schrittmachercode Code, der die verschiedenen Stimulationsmodi der Schrittmacher festlegt

intrakardiales EKG Ableitung der elektrischen Signale mit Elektrodenkathetern im Herzen

Kalziumantagonist Antiarrhythmikum (siehe dort)

Kammerflattern schnelle Herzrhythmusstörungen der Hauptkammern, das EKG zeigt hochamplitudige Haarnadelkurven mit einer Frequenz von 250–320/min

Kammerflimmern schnelle Herzrhythmusstörungen der Hauptkammern, im EKG sind nur noch kleine „Flimmerwellen" zu sehen

Kapillaren kleinste, mit bloßem Auge nicht mehr erkennbare Endausläufer der *Arterien*, auf deren Ebene der Sauerstoff- und Nährstoffaustausch in die Organe und Gewebe stattfindet

Kardiomyopathie Erkrankung des Herzmuskelgewebes

Kardiotechniker sind für die Herz-Lungen-Maschine verantwortlich und „fahren", d. h. bedienen diese während der Operation

Kardioversion Rhythmisierung des Herzens durch einen zum Pulsschlag synchronisierten Stromschlag

Kardioverter-Defibrillator-Elektroden **(-sonden)** Bindeglieder zwischen dem Herzen und dem Kardioverter-Defibrillator-Aggregat. Im Inneren der Elektrode befinden sich Elektrodenleiter, die mit Kunststoffmaterialien isoliert sind

Kardioverter-Defibrillator-Sonden = Kardioverter-Defibrillator-Elektroden

Karotissinus Erweiterung an der Aufteilungsstelle der rechten und linken Halsschlagader

Karotissinussyndrom Auslösen eines langsamen Herzschlags oder Herzstillstandes durch Druck auf den Karotissinus am Hals

Katheter dünnes Kunststoffschläuchlein für Kontrastmitteldarstellung

Katheterablation (Ablation) Verödung des Ursprungs der Herzrhythmusstörung durch die Wärme eines Radiofrequenzstromes

Kernspintomographie (MRT) schichtweise Darstellung der betreffenden Körperregion, verwendet als bildgebendes Verfahren Magnetfelder

Kipptischuntersuchung Untersuchung zur Abklärung von Ohnmachtsanfällen

Konnektorteil in durchsichtigen Kunststoff gegossenes Teil am Kopf des Schrittmacheraggregates, das der Verbindung zwischen dem Elektrodenende aus dem Herzen mit dem Schrittmacher dient

Kontraktion Zusammenziehen des Herzens

Koronarangiographie Darstellung der Herzkranzarterien mit Kontrastmittel

Koronararterien Herzkranzarterien, die den Herzmuskel mit Blut versorgen

Koronare Herzerkrankung Durchblutungsstörung des Herzens durch Verengung der Herzkranzschlagadern

Koronarsinus (Sinus coronarius) Abfluß des sauerstoffarmen Bluts des Herzens in den rechten Vorhof

Langzeit-EKG siehe EKG

lokal örtlich

Lungenembolie Verstopfung einer Lungenarterie durch Blutgerinnsel, die meist aus den Beinvenen im Rahmen einer tiefen Beinvenenthrombose in die Lungenstrombahn geschwemmt werden

Lungenödem Ansammlung von zuviel Flüssigkeit im Lungengewebe

Marcumar Medikament, das die Blutgerinnung hemmt

Mediastinum Raum des Brustkorbs, in dem das Herz liegt

Mitralklappe (Zweizipfelklappe) besteht aus zwei Klappensegeln. Sie trennt als Ventil den linken Vorhof von der linken Hauptkammer und gehört zu den Segelklappen

Myokard Herzmuskel („myo" = Muskulatur und „kard" = Herz)

Myokardinfarkt siehe Herzinfarkt

Myokarditis entzündliche Prozesse des Herzmuskels

Oxygenator Gerät zur Anreicherung des Blutes mit Sauerstoff in der Herzlungenmaschine (eine künstliche Lunge)

Pacing Abgabe eines elektrischen Reizes durch den Schrittmacher

Palpitationen Herzklopfen

passager vorübergehend, zeitlich begrenzt

Perforation Durchbruch, Durchbohren, Durchtritt

Perikard Herzbeutel, umgibt das Herz

Perikarderguss Ansammlung von Flüssigkeit im Herzbeutel

permanent dauerhaft

Pneumonie Lungenentzündung

präoperativ vor der Operation

Programmiergerät liest die gespeicherten Informationen des Aggregates und kann die Funktionen desselben bestimmen

Programmierkopf dient dem telemetrischen Informationsaustausch durch die Haut zwischen dem Programmiergerät und dem Aggregat

Punktieren Anstechen eines Gefäßes mit einer Kanüle

Purkinje-Fasernetz Fasernetz der Verzweigungen der Tawara-Schenkel (Leitungsbahnen): Von dem Purkinje-Fasernetz breitet sich die elektrische Erregung auf die eigentlichen Herzmuskelzellen der Arbeitsmuskulatur aus

Quick-Wert im Blut bestimmter Wert, der eine Aussage über das Ausmaß der gerinnungshemmenden Wirkung von blutverdünnenden Medikamenten erlaubt

Reizleitungssystem (Erregungsleitungssystem) elektrisches Netzwerk des Herzens, verantwortlich für die Ausbreitung der elektrischen Aktivität im Herzen

Reizschwelle kleinste elektrische Energie, die gerade noch zu einer Stimulation des Herzens und damit zu einem Herzschlag führt

relative Refraktärzeit zweite Phase der Repolarisation, in der eine Neuerregung der Herzmuskelzellen wieder möglich ist

Repolarisation Umwandlung des Aktionspotenzials in ein Ruhepotenzial

Resynchronisierungstherapie Einsatz eines Dreikammersystems bei Patienten mit einer Herzschwäche und einem Linksschenkelblock

retrograd (rückwärtsgerichtet) Erregungsleitung von den Hauptkammern auf die Vorhöfe

Rhythmusstörungen siehe Herzrhythmusstörungen

Ruhepotenzial spiegelt den Ruhezustand der Herzmuskelzellen wider, d. h. die Herzmuskelzellen kontrahieren sich nicht

SA-Block (sinuatrialer Block) Überleitungsverzögerung oder Blockierung der Überleitung des Sinusknotenreizes auf die Muskulatur des Vorhofs

Schenkelblock (faszikuläre Blockierung) Reizleitungsstörung der Tawara-Schenkel

Schleuse Kunststoffhülse, die der Einführung von Kathetern oder Schrittmachersonden in ein Gefäß dient

Schock (hier:) generalisiertes Kreislaufversagen

Schraubelektrode Elektrode, deren Kopf eine Schraubenwendel besitzt, die zur Fixierung der Elektrode im Herzen dient

Schrittmacher gibt dem Herzen einen elektrischen Impuls zur Auslösung eines Herzschlages, wenn die Anzahl der eigenen Herzschläge (Puls) zu gering ist

Schrittmacherelektrode = Schrittmachersonde

Schrittmachersonde (-elektrode) Kabel, das elektrische Reize vom Schrittmachergehäuse auf das Herz überträgt und umgekehrt, wobei der Kopf des Kabels im Herzen verankert und das andere Ende an das Schrittmachergehäuse angeschlossen wird

Segelklappe Herzklappe, die den Vorhof von der Hauptkammer trennt. Im linken Herzen bezeichnet man sie als *Mitralklappe* und im rechten Herzen als *Trikuspidalklappe*

Sensing Wahrnehmung der herzeigenen elektrischen Aktionen durch den Schrittmacher

Sepsis lebensbedrohliche generalisierte Infektion

Septum Herzscheidewand

Sheaths eine Art „Hüllen", die der Sondenentfernung dienen. Sie werden über die Sonde geschoben und bewegen sich mit Laser oder elektrochirurgisch entlang der Sonde, um diese dadurch von Verwachsungen zu lösen

Sick-Sinus-Syndrom (abgekürzt **SSS**, syn. **Sinusknotensyndrom**) Herzrhythmusstörung, deren Ursache sich im Sinusknoten oder an der Verbindung zwischen Sinusknoten und den Herzmuskelzellen des Vorhofs befindet; Folge ist ein Wechsel von schnellen und langsamen Herzrhythmusstörungen

sinuatrialer Block siehe SA-Block

Sinusarrest Rhythmusstörung, bei der der Sinusknoten seine Funktion als Taktgeber für den Herzschlag völlig einstellt, sodass untergeordnete Schrittmacherzentren mit einer langsamen Frequenz sozusagen als Notfalltaktgeber einspringen

Sinusbradykardie Sinusrhythmus mit einer Herzfrequenz unter 60/min

Sinusknoten körpereigener Schrittmacher des Herzens an der Mündungsstelle der oberen Hohlvene

Sinusrhythmus normaler, regelmäßiger Herzschlag

Sinustachykardie Sinusrhythmus mit einer Herzfrequenz von über 100/min

Sondenextraktion Entfernung der Sonde mit einer Entfernungshilfe, dem Entfernungsmandrin. Das ist ein spezieller Draht, der in das Innere der Sonde eingeführt werden kann. Diese Entfernungsmandrins verlagern den Zug, der beim Ziehen auf die Sonde ausgeübt wird, auf den Sondenkopf und erleichtern dadurch das Lösen der Sonde von der Herzwand

Stenose Verengung

Steroide Medikamente im Elektrodenkopf, die eine örtliche Entzündungsreaktion im Bereich der Fixierungsstelle der Elektrode mit dem Herzen und damit den Anstieg der Reizschwelle reduzieren sollen

Stethoskop „Hörrohr" für den Arzt zum Abhören von Geräuschen, die z. B. von den Herzklappen verursacht werden

supraventrikuläre Extrasystole Extrasystole (siehe dort), die ihren Ursprungsort im Vorhof hat

supraventrikuläre Tachykardie Herzrasen, das seinen Ursprung im Vorhof hat

Symptome Beschwerden im Rahmen einer Erkrankung

Synkope anfallsweise Bewusstlosigkeit

Systole Blutaustreibungsphase (Phase der Ventrikelkontraktion)

tachykard schnelle Herzfrequenz (Pulsschlag)

Taschenklappe Herzklappe, die den Ausflusstrakt der Hauptkammer von der Aorta (*Aortenklappe*) oder von der Lungenschlagader (*Pulmonalklappe*) trennt

Tawara-Schenkel Leitungsbahnen: Das His-Bündel teilt sich in der Hauptkammerscheidewand in einen rechten und einen linken Schenkel, die im Fachjargon Tawara-Schenkel heißen

Thrombembolie *Embolie* durch einen in den Kreislauf verschleppten Thrombus (Blutpropf)

Thrombophlebitis Infektion der Venenwand

Thrombus Blutgerinnsel (Mehrzahl = Thromben)

Transösophageale Herzultraschalluntersuchung (TEE) Echokardiographie, bei der die Ultraschallsonde geschluckt wird. Diese Untersuchung erlaubt es, das Herz von Speiseröhre und Magen aus darzustellen. Man spricht deswegen auch von einem „Schluckecho"

transvenöse Schrittmacherimplantation Platzierung der Schrittmachersonden über eine Vene

trifaszikulärer Schenkelblock den rechten Tawara-Schenkel und beide Bündel des sich aufteilenden linken Tawara-Schenkels betreffende Leitungsblockierung

Triggerung Auslösung eines elektrischen Impulses aufgrund eines wahrgenommenen Signals im Herzen

Trikuspidalklappe (Dreizipfelklappe) Herzklappe, die aus drei Klappensegeln besteht und sich zwischen dem rechten Vorhof und der rechten Hauptkammer befindet

Tubus schlauchartige Kunststoffröhre zur Beatmung

unifaszikulärer Schenkelblock nur einen Tawara-Schenkel betreffende Leitungsblockierung

unipolare Stimulation Elektrostimulation der Herzfunktion, bei der der Strom vom Schrittmachergehäuse zur Sondenspitze, durch das Herz und über das Gewebe wieder zum Aggregat zurück fließt

Venen Gefäße, die Blut zum Herzen zurückbringen

Venenkatheter dünne Plastikkanülen in den Venen

Ventrikel Herzhauptkammer

Ventrikelseptumdefekt (abgekürzt VSD) Defekt in der Ventrikelherzscheidewand

ventrikuläre Extrasystole Extrasystole (siehe dort), die ihren Ursprungsort im Ventrikel hat

ventrikuläre Tachykardie schnelle Herzrhythmusstörungen der Hauptkammern, die mit einer Frequenz von 100 bis 200 pro Minute schlagen

Vorhofflattern regelmäßige elektrische Reize des Vorhofs mit einer hohen Frequenz von 250 bis 300/min. Davon kann z.B. jeder zweite oder dritte Reiz auf die Ventrikel übergeleitet werden

Vorhofflimmern unregelmäßige schnelle Vorhofaktionen > 350/min, die langsam oder schnell auf die Ventrikel übergeleitet werden können

Vorhofrhythmusstörungen siehe Vorhofflimmern oder -flattern

WPW-Syndrom (Wolff-Parkinson-White-Syndrom) supraventrikuläre Tachykardie mit zusätzlicher Leitungsbahn

Zweikammersystem Schrittmachersystem mit zwei Schrittmachersonden, von denen eine im rechten Vorhof und die andere in der rechten Hauptkammer liegt